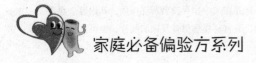

家庭必备偏验方系列

五官科疾病偏验方

主编 范 虹 石 磊

中国医药科技出版社

内 容 提 要

　　本书精选了包括内服偏验方、外用偏验方、内外兼用偏验方在内的百余种实用的治疗五官科疾病的中医偏验方，并在文中指导读者辨证应用，其内容全面系统，文字通俗易懂，方法科学实用，适合五官科疾病患者及家属阅读，也可供临床医生及中医爱好者参考。

图书在版编目（CIP）数据

　　五官科疾病偏验方 / 范虹，石磊主编 . — 北京：中国医药科技出版社，2017.5

　　（家庭必备偏验方系列）

　　ISBN 978-7-5067-8899-1

　　Ⅰ．①五…　Ⅱ．①范…②石…　Ⅲ．①中医五官科学－土方－汇编　Ⅳ．① R289.58

　　中国版本图书馆 CIP 数据核字（2016）第 311854 号

美术编辑　陈君杞

版式设计　也　在

出版　**中国医药科技出版社**

地址　北京市海淀区文慧园北路甲 22 号

邮编　100082

电话　发行：010 – 62227427　邮购：010 – 62236938

网址　www.cmstp.com

规格　880 × 1230mm $\frac{1}{32}$

印张　6 $\frac{3}{8}$

字数　139 千字

版次　2017 年 5 月第 1 版

印次　2017 年 5 月第 1 次印刷

印刷　北京九天众诚印刷有限公司

经销　全国各地新华书店

书号　ISBN 978-7-5067-8899-1

定价　**28.00 元**

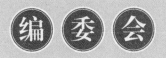

编 委 会

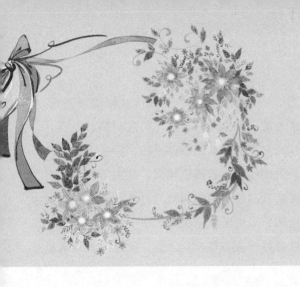

前　言

　　古人有"千方易得，一效难求"的说法。《内经》有"言病不可治者，未得其术也"。"有是病，必有是药（方）"。对于一些家庭常见疾病，一旦选对了方、用对了药，往往峰回路转，出现奇迹。

　　本丛书包括：呼吸疾病、消化疾病、糖尿病、高血压、心血管疾病、高脂血症、痛风、肝病、肾病、肿瘤、风湿性疾病、男科疾病、妇科疾病、儿科疾病、美容养生、失眠、疼痛、五官科疾病，共计 18 分册。每册精选古今文献中偏验方几百首，既有中药内服偏验方，又有中药外用偏验方和食疗偏方。每首偏验方适应证明确，针对性强，疗效确切，是家庭求医问药的必备参考书。

　　本套丛书引用、收集了民间流传、医家常用以及一些报刊、书籍所载的偏验方，并以中医药理论为依据，以辨证施治为原则，依托中医证型，进行分门别类，去粗存精，避免了众方杂汇、莫衷一是的弊端，使之更加贴近临床，贴近患者，贴近生活，以期达到读之能懂、学以致用、用之有效的目的。

　　本书收载了大量治疗五官科疾病的有效内服偏验方、外用偏验方和内外兼用偏验方，每方包括组成、制法用法和功效主治。其内容丰富，用料采集方便，制作介绍详细，用法明确。

需要提醒的是，偏验方只是辅助治疗的手段，并且因患者病情分型不同，治疗也会大相径庭，若辨证错误，结果可能会适得其反。所以，强烈建议读者在使用书中偏验方时务必在医生指导下使用，并且使用时间的长短由医生来决定。由于我们的水平和掌握的资料有限，书中尚存一些不尽善美之处，敬请广大读者批评指正。

编者

2016 年 10 月

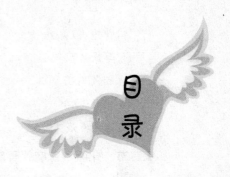

目录

第一章 耳部疾病 / 1

第三章　咽喉疾病 / 59

第一节　咽炎 / 59

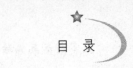

第四章　口舌疾病 / 86

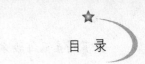

第五章　牙齿疾病 / 112

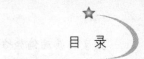

第六章　眼睛疾病 / 159

第一章　耳部疾病

第一节　分泌性中耳炎

分泌性中耳炎又称非化脓性中耳炎、卡他性中耳炎、浆液性中耳炎等，是以鼓膜内陷、鼓室积液、传音性聋为主要临床特征的中耳非化脓性疾病。本病四季均可发病，以冬春多见，是儿童最常见的致聋原因之一。

西医认为本病多由咽鼓管闭塞所致，与感冒、鼻及鼻咽炎，以及中耳腔的低毒性感染、变态反应、内分泌失调、气压损伤等有关。中医认为，耳为肝胆经脉所循，又中耳属肺之系，而脾主运化，升清降浊。故本病的发生，主要是由于外感风寒、风热之邪，以致肺气不宣，闭阻耳窍；或少阳受邪，肝胆风热，经气痞塞不宣；或脾胃不足，湿浊内生，水湿停留，上扰清阳之位所致。

本病在急性期，中医称耳胀；在慢性期（病程超过3个月者），多称耳闭。急性者多因风邪袭表，循经上犯，邪闭耳窍，或外感风邪，传于少阳，闭阻清窍；慢性者多由正气不足，鼻咽病变，乘虚继发，或急性病例邪毒滞留，瘀阻耳窍而成。故急性者中医多从风热上壅论治，古今医家喜用银翘散合通气散（柴胡、香附、川芎）加减治疗，其中伴鼻塞，涕黄稠难出者加白芷、辛夷；耳痛耳胀重者加乳香、没药、丝瓜络，其中鼓室积液多者加茯苓、葶苈子；兼胆经郁热者合小柴胡汤；伴肝胆湿热者合泻青丸。慢性者中医多从痰瘀互结论治，古今医家喜用越鞠二陈丸合通窍活血汤加减治疗，其中鼓室积液难消者合四苓散；鼓膜内陷明显者合益气聪明汤。另外，本病可配合针灸、鼓膜按摩、咽鼓管吹张等，以促渗出吸收和耳窍的畅通。本病的中医辨证分型如下。

1. 风邪滞窍

感冒之后自觉耳内胀闷或微痛，耳鸣及听力减退，自声增强，鼓膜内陷，色红肿胀或见液平面。伴发热恶风，鼻塞流涕等。

2. 痰湿聚耳

耳内胀闷闭塞感较重，听力下降，自声增强，摇头时耳内有水响声，有弧形水平线或鼓膜外凸。伴头重头晕，倦怠乏力，口淡腹满等，舌淡苔腻，脉濡或滑。

3. 气血瘀络

耳内有闭塞感，听力减退，耳鸣渐起，日久不愈，鼓膜内陷明显，或有增厚，钙质沉着，粘连萎缩。舌质暗红，脉涩。

一、内服偏验方

黄芪鱼腥草汤

【组成】黄芪、鱼腥草各 15g，荆芥、桔梗、猪苓、茯苓、黄精、甘草、牡丹皮各 10g，石菖蒲 9g，蝉蜕 6g。

【制法用法】水煎服，每日 1 剂，10 天为 1 个疗程。

【功效主治】利水消肿，化湿开窍。主治分泌性中耳炎。

柴菖聪耳散

【组成】柴胡、石菖蒲、泽泻、赤芍各 15g，川芎、香附、枳壳、丝瓜络、木通各 10g，甘草 6g。

【制法用法】水煎服，每日 1 剂，7 日为 1 个疗程。

【功效主治】利湿止痛，疏肝开窍。主治分泌性中耳炎。

银翘通耳汤

【组成】金银花、连翘各 15g，荆芥、防风、桔梗、石菖蒲、桑白皮、木通、辛夷各 10g。

【制法用法】水煎服，每日 1 剂。

【功效主治】疏风清热，祛湿通窍。主治急性卡他性中耳炎。

治聋 1 号

【组成】荆芥穗、枳壳、当归、荷叶、金银花、连翘各 15g，羌活、薄荷、藿香、佩兰、甘草、升麻各 10g。

【制法用法】水煎服，每日 1 剂。

【功效主治】祛风化湿，升阳通窍。主治分泌性中耳炎。

通窍除湿汤

【组成】柴胡、香附、白术各 15g，川芎 12g，泽泻、云苓各 30g，猪苓、石菖蒲、路路通各 18g，丹参 24g，甘草 6g。

【制法用法】水煎服，每日 1 剂。

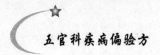

【功效主治】疏肝理气，祛湿化瘀。主治分泌性中耳炎。

二、外用偏验方

中耳散

【组成】猪苦胆汁、枯矾、冰片。

【制法用法】先以3%过氧化氢清洗干净耳道脓液，拭干后用紫外线深入外耳道深部照射穿孔部位，第1次照射用3个生物剂量，以后每照射1次增加1个生物剂量，两耳有病可同时照射。照射完毕时，把事先备好的喷粉器头伸入患者的外耳道内喷药，吹3次即可。照射并喷药粉5次为1个疗程，每日1次或隔日1次。两个疗程不愈，可休息1周再照射第3个疗程。

【功效主治】清热燥湿。主治分泌性中耳炎。

苦参滴耳油

【组成】芝麻油30g，苦参5g，天葵子3g，冰片2g。

【制法用法】先用3%过氧化氢清洗，拭干后将药油滴入耳内。每次2~4滴，每日2~3次。

【功效主治】主治分泌性中耳炎。

三、内外兼用偏验方

利湿通窍汤

【组成】茯苓、白术、车前子、薏苡仁各15g，猪苓12g，泽泻10g，砂仁8g，黄芪18g，升麻6g。

【制法用法】水煎服，每日1剂，分3次服，煎药时用蒸气熏鼻。

【功效主治】主治分泌性中耳炎。

第二节 化脓性中耳炎

化脓性中耳炎有急性与慢性之分。急性化脓性中耳炎是致病菌直接侵入中耳引起的中耳黏膜急性化脓性炎症，病变范围包括鼓室、鼓窦、咽鼓管，并可延及乳突而引发急性乳突炎，好发于婴幼儿及学龄前儿童。慢性化脓性中耳炎系中耳黏膜或深达骨质的慢性化脓性炎症，常与慢性乳突炎并存，多因急性化脓性中耳炎未及时治疗，或病变较重，经治疗未痊愈而成。一般认为急性中耳炎6~8周未愈，则提示病变已转为慢性。本病临床上以长期持续性或间歇性流脓、鼓膜穿孔及听力下降为特点。

本病属中医脓耳范畴，或称急性脓耳、慢性脓耳。急性化脓性中耳炎初起者，多因外感风热，邪入肝胆少阳，邪壅耳窍所致。进一步发展则多致肝胆湿热壅盛，气血壅滞，热胜肉腐成脓，产生鼓膜穿孔、溢脓，甚至颅内外并发症。慢性化脓性中耳炎，其病机多属脾气亏虚，或肾阳亏虚，或肾阴不足，致痰浊、寒凝、血瘀久滞于耳，甚则引起并发症。本病中医辨证分型如下。

1. 脾虚邪滞

病程长，间歇性或持续性耳内流脓，脓液黏白或黏黄，量多少不一，无臭味。检查见鼓膜紧张部中央性穿孔，鼓室黏膜肿胀色淡，听力稍减退。全身并见面色不华，头昏沉重，倦怠乏力，腹胀，纳差，便溏。舌质淡胖，苔白微腻，脉缓无力。

2. 肾虚骨腐

耳脓量少，污秽而臭，经年累月不瘥，听力显著减退。鼓膜紧张部后上或松弛部边缘性穿孔，可见或掏出豆腐渣样腐物或见有暗红色肉芽长出。全身并见头晕神疲，腰膝酸软，手足心热，心烦多梦，咽干口燥，舌质偏红，苔薄少，脉细数等肾阴亏虚之症，或形寒肢冷，面色苍白，夜尿频数，舌质淡胖，苔白润，脉沉弱等肾阳亏虚之症。

一、内服偏验方

苍耳消毒汤

【组成】党参、黄芪、生地黄、熟地黄、麦冬、苍耳子、防风、夏枯草、天花粉、黄芩各 10g，生甘草 5g。

【制法用法】水煎服，每日 1 剂，分 3 次温服。

【功效主治】补气托毒，祛风清热，开窍。主治顽固性化脓性中耳炎。

黄芪建中汤

【组成】生黄芪 20~30g，生白芍、丹参各 15g，赤芍 12g，桂枝、饴糖、连翘各 10g，柴胡、大枣各 5g，生姜 3g。

【制法用法】水煎服，每日 1 剂，分 3 次温服。

【功效主治】升阳益气，通窍化瘀。主治慢性化脓性中耳炎。

二、外用偏验方

四黄粉

【组成】大黄、黄连、黄柏、黄芩、冰片（另包）各10g。

【制法用法】将上药用温火烤干后加冰片，共研细末，充分搅匀混合后，过100目筛，贮瓶备用。每日2次，连续应用3天。彻底清除外耳道积脓后，将粉剂药少量放在外耳道口，用一根细小的塑料管对准耳内轻轻吹两下，使药物进入鼓膜。

【功效主治】主治婴幼儿急性化脓性中耳炎。

四黄液

【组成】黄连15g，黄柏、黄芩各9g，栀子6g。

【制法用法】将药洗净，加水300ml，浸泡24~36小时，文火煎沸50分钟，待冷去渣，过滤2次，加入2%甲醇防腐备用。使用前先清洁患耳，拭净外耳道内脓痂及分泌物，患耳向上滴药液4~5滴，保持此姿势10~15分钟，每日3~4次。

【功效主治】主治慢性化脓性中耳炎。

紫草油

【组成】紫草3g，芝麻油40g。

【制法用法】先用3%过氧化氢溶液清洗外耳，拭干后再滴入紫草油5~6滴，每日2~3次。

【功效主治】凉血活血，清热解毒。主治化脓性中耳炎。

氯冰散

【组成】冰片粉、氯霉素粉各适量。

【制法用法】冰片粉与氯霉素粉按 1∶15 比例配制，搅拌均匀备用。先用 3% 过氧化氢清洁耳内，拭净耳内脓汁或残余药粉，然后用喷粉器将药粉吹入耳内，每次喷 2~3 次，每日 1 次。

【功效主治】通诸窍，散郁火，消肿止痛。主治化脓性中耳炎。

冰硼散

【组成】冰片、硼砂、玄明粉各 3g，朱砂 1g。

【制法用法】先用 3% 过氧化氢清洗耳道脓性分泌物及残留药末，然后取上药粉约 0.01g，放置纸筒上，轻轻吹入患耳（或改用喷粉器更佳）。每日 2 次，5 天为 1 个疗程。

【功效主治】通窍，消肿止痛。主治化脓性中耳炎。

冰黛散

【组成】黄连、青黛、冰片各 10g。

【制法用法】先用 3% 过氧化氢将患耳洗净拭干后，再将药末少许吹入耳内，使部分药末穿过鼓膜。每日 2 次，5 天为 1 个疗程。治疗时停用其他任何治法。

【功效主治】清热燥湿，通窍凉血。主治化脓性中耳炎。

龙矾散

【组成】煅龙骨、煅明矾各等份。

【制法用法】先用 3% 过氧化氢把耳道内脓液及分泌物洗净，患耳周围用 75% 乙醇常规消毒，停 2~3 分钟后，用消毒棉签把耳道拭干，然后取塑料管或麦秆蘸取药粉，轻轻吹入患耳内，每日1次。

【功效主治】主治化脓性中耳炎。

黄连滴耳液

【组成】川黄连、生大黄各 100g。

【制法用法】上药制成滴耳液，用 3% 过氧化氢清除脓液后，用本品滴耳。每日 3 次滴耳，每次 3~5 滴。

【功效主治】清热燥湿，通窍。主治化脓性中耳炎。

参连滴耳液

【组成】苦参 3 份，黄连 2.5 份，大黄 1.7 份，乌梅 2 份。

【制法用法】上药制成滴耳液，拭净耳道内分泌物后，用本品滴耳。每日 3 次，每次 5~10 滴。

【功效主治】清热燥湿，通窍。主治慢性化脓性中耳炎。

复方滴耳液

【组成】黄连、黄芩、苦参、冰片各等份。

【制法用法】制成滴耳液，每支 5ml。用 3% 过氧化氢洗耳后，用本品滴耳。每日 2 次，每次 3~5 滴。

【功效主治】清热燥湿，开窍。主治急性化脓性中耳炎。

第三节　化脓性耳廓软骨膜炎

化脓性耳廓软骨膜炎是发生在耳廓软骨膜与软骨之间的急性

炎症，其发病多因外伤、冻伤、烧伤，或手术损伤、耳针感染、耳部血肿继发感染，或邻近组织感染扩散，延误或治疗不当，进而炎症不能及时控制所致。本病最常见的致病菌主要是铜绿假单胞菌、金黄色葡萄球菌，其病理主要是感染化脓后，脓液淤积于软骨膜与软骨之间，从而导致软骨缺血坏死。临床表现为耳廓灼热、肿痛，随即耳廓红肿加重，范围扩大，疼痛加剧，甚至溃烂流脓，软骨坏死，耳廓变形。

中医称之为断耳疮。其病因病机，早期多属风热邪毒侵袭，继之多属肝胆热盛，后期多属正虚邪恋。

一、内服偏验方

荆菖启闭散

【组成】荆芥、菖蒲、路路通各 12g，木香、柴胡、香附各 10g，升麻、川芎各 6g，甘草 3g。

【制法用法】水煎服，每日 1 剂，10 日为 1 个疗程。

【功效主治】聪耳明目，祛湿解毒，祛风凉血。主治化脓性耳廓软骨膜炎。

二、外用偏验方

丁桂散

【组成】丁香、肉桂、生南星、白芥子、芒硝、淀粉各 10g，冰片 1g。

【制法用法】上药研极细末，过 100 目筛后，以米醋调成糊状，据囊肿大小敷于相应部位的正反两面，厚度约 0.3cm。以单层纱条包裹固定；每日换 1 次。

【功效主治】主治化脓性耳廓软骨膜炎。

煅石膏粉

【组成】煅石膏粉 50g。

【制法用法】上药置于小碗内加温开水调成糊状。将患侧耳廓凹面常规消毒，抽尽囊肿内积液，然后在穿刺处放酒精纱布 1 小块，耳道口放干棉球 1 只及橡皮管 1 根（约 5cm），将调好的石膏糊直接敷于以耳道为中心的耳廓上（耳屏及耳垂除外），第 10 天拆除石膏。

【功效主治】主治化脓性耳廓软骨膜炎。

复方芒硝散

【组成】芒硝 30g，生大黄、红花各 15g。

【制法用法】耳廓局部消毒，用无菌注射器自囊肿最低部刺入，抽尽囊液，保留针头，用曲安奈德液 1ml 缓注囊内，反复抽吸数次，保留 0.3ml。用时将上药涂双层纱布上，敷患处，外用石膏包裹耳廓，两面加压固定，药用 1 周。若石膏壳破损，应立即换药。

【功效主治】主治化脓性耳廓软骨膜炎。

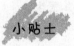

小贴士

中耳炎患者日常生活的注意事项

一旦患上中耳炎，患者普遍存在听力问题，其中尤以儿童多见，耳朵发炎容易害及中耳全部或部分结构从而导致炎性病变。除了及时治疗外，患者日常生活中还要注意以下几点。

1. 中耳炎患者不但要静养，还要保持充分的休息时间。儿童中耳炎患者睡觉时，应尽可能垫高头颈部，从而减少其充血肿胀，以免加重中耳炎症导致疼痛加剧。

2. 伴有发烧症状的患者，应保持充足的水分。因为发烧会使体热散失而致脱水，使患者更加虚弱，抵抗力更差，影响其复原。应尽量多喝水，也可选用果汁、蜂蜜水、牛奶等。

3. 哺乳中的孩子，应避免平躺着喝奶。因为婴儿的咽鼓管短、宽且平，躺着喝奶有时会倒溢入中耳腔，从而将鼻咽部的病原菌带入。

4. 保持乐观、冷静的心态。和感冒一样，中耳炎是一种很普通的疾病，有其自然病程。在接受适当地治疗后，还需要一段时间恢复，患者不用过于担心。

5. 耳痛、发烧等表面症状的短暂缓解并不表示中耳炎已经痊愈，患者不要掉以轻心，应继续追踪诊治过程所遗留下来的积液问题。

6. 随时注意患儿全身状况。在治疗照顾下的两三天内，炎症都会被有效控制。如情况未改善，反而更恶化，有嗜睡、颈僵硬现象，则可能已有并发症，应立即告知医生。

第四节　突发性聋

突发性聋是耳科急症，临床上以短时间内迅速导致感音神经性聋为主要特点。患者听力损失可在数分钟、数小时或数日内达到高峰，同时可伴有耳鸣及眩晕。本病多发生于单耳，常见于40~60 岁成年人。

本病以发病急骤为主要特点，西医认为本病可能与内耳血管供血障碍或迷路受到病毒感染有关。中医称之为暴聋，其病机多为外感风邪闭耳，或脏腑失调，痰瘀闭耳。治疗上，属实者，多用清泻肝火、清热化痰法；属虚者则多采取补肾益精、益气升阳等法治疗。中医对突发性聋的辨证分型如下。

1. 风热侵袭

开始多有感冒症状，起病较速，耳闷耳胀堵塞感，耳鸣、听力下降而自声增强，伴头痛、恶寒、发热、口干等全身症状，脉浮数，苔薄。

2. 肝火上扰

突然耳鸣，如闻潮声，或如风雷声，风聋时轻时重，每于郁怒之后耳鸣耳聋突发加重，并兼有耳胀、耳痛感，眩晕，口苦咽干，头痛面赤，心烦易怒，夜寝不安，胸胁胀痛，大便秘结，小便短赤，舌红苔黄，脉弦数。

3. 痰热郁结

两耳蝉鸣，有时闭塞如聋，胸闷痰多，耳鸣眩晕，时轻时重，烦闷不舒，二便不畅，舌红，苔黄腻，脉弦滑。

4. 肾精亏损

中年以后双耳听力逐渐下降，伴细声耳鸣，夜间较甚，失眠，头晕眼花，腰膝酸软，遗精多带，口渴多饮，舌红少苔，脉细弱或细数。

5. 脾胃虚弱

耳鸣耳聋，休息暂减，劳而更甚，每于蹲下再站起时加重。伴倦怠乏力，劳怯神疲，纳少，食后腹胀，大便溏薄，面色萎黄，脉虚弱，苔薄白腻。

内服偏验方

丹芎复聪汤

【组成】丹参 20g，川芎 15g，赤芍 12g，郁金、佛手、石菖蒲（后下）、远志、地龙各 10g。

【制法用法】水煎服，每日 1 剂，饭后温服，10 日为 1 个疗程。

【功效主治】活血祛瘀，聪耳。主治突发性聋。

葛根合剂

【组成】葛根 18g，川芎、丹参、女贞子、枸杞子、泽泻各 10g，菊花 12g，黄精、黄芪各 15g。

【制法用法】水煎服，每次 20~30ml，每日 3 次。

【功效主治】补益肾精。主治突发性聋。

行气活血通窍汤

【组成】川芎、石菖蒲各 15g，赤芍、当归各 12g，三棱、香附、郁金、地龙、路路通各 9g，葛根 30g。

【制法用法】水煎服，每日 1 剂。

【功效主治】活血行气，祛风开窍。主治突发性聋。

复方葛根汤

【组成】葛根 60g，丹参 15g，桃仁、红花、泽泻各 12g，当归、川芎、五味子各 10g。

【制法用法】水煎 2 次，取上药药汁 300ml。每日 1 剂，分 3 次温服。

【功效主治】升阳通窍，活血散瘀。主治突发性聋。

第五节　感音神经性聋

感音神经性聋，是指由于耳蜗螺旋器毛细胞、听神经、听觉传导通路或各级神经元损害所引起的听力障碍，包括先天性聋、老年性聋、传染病原性聋，或全身系统性疾病引起的耳聋、中毒性聋、噪声性聋、突发性聋、自身免疫性聋等。

本病有暴发与久病之分，暴发者中医称为暴聋（相关参见突发性聋）；久病者，中医称为渐聋或久聋，其病因病机多由脏腑失调，气血阴阳亏虚，耳窍失聪，或经脉痹阻，气滞血瘀所致。本病中医辨证分型如下。

1. 外邪侵袭

猝然耳聋，耳内作痒或觉耳道堵闷、鸣响，同时伴发热恶寒，头痛，骨楚，鼻塞流涕，咽部红肿，咳嗽有痰。舌质淡红，苔薄微黄，脉象浮数。

2. 肝胆邪火

耳聋突然发作，耳内胀痛及有闭塞感，头痛较甚，面部烘热，眦赤目痛，急躁易怒，口苦咽干，胁肋灼痛，或夜寐多梦，大便秘结，小便短赤。舌质红，苔黄，脉多弦数。

3.瘀阻耳脉

猝然耳聋，耳内闭塞或耳内疼痛，面色黧黑，伴头晕头痛，痛处多固定不移，严重者如针刺。舌质紫暗或有瘀斑，脉呈细涩。

4.肾精方虚

耳聋渐起，且日渐加重，每于劳累后症状加剧，常伴头晕目眩，倦怠少力，健忘失眠，腰膝酸软，形体憔悴，不思饮食，大便溏薄。偏阴虚者口干咽燥，或伴早泄遗精，舌质偏红，脉象细数；偏阳虚者，兼见形寒肢冷，阳痿，夜尿频多，舌质淡胖，脉细迟而弱。

内服偏验方

活血复聪汤

【组成】柴胡、香附、石菖蒲、赤芍、川芎、红花各10g，当归、桃仁各15g，麝香（包）0.05g。

【制法用法】水煎服，每日1剂。

【功效主治】通诸窍，疏肝升阳，理气宽中。主治感音神经性聋。

通窍健耳汤

【组成】柴胡、香附、菖蒲、路路通各10g，川芎、山楂各15g。

【制法用法】水煎服，每日1剂。

【功效主治】通诸窍，疏肝升阳。主治感音神经性聋。

黄芪聪耳汤

【组成】黄芪 15~30g，酸枣仁 12~30g，大枣 10g，茯苓 12g，当归、赤芍、川芎各 10g，生甘草 5g。

【制法用法】水煎服，每日 1 剂，14 日为 1 个疗程

【功效主治】温中利湿，聪耳明目。主治神经性聋伴耳鸣、眩晕。

菖蒲开窍汤

【组成】石菖蒲 20g，白芷 15g，冰片 6g，麝香 0.1g。

【制法用法】水煎服，每日 1 剂，水煎分 3 次服，10 日为 1 个疗程。

【功效主治】散瘀活血，祛风开窍。主治神经性聋。

鸡血藤汤

【组成】鸡血藤 30g，熟地黄 20g，黄精、磁石、石菖蒲各 15g，续断、川芎、僵蚕、水蛭各 12g，远志 6g。

【制法用法】水煎服，每日 1 剂。

【功效主治】补血行血，通窍活络。主治神经性聋。

磁丹聪耳汤

【组成】灵磁石 30g，丹参、葛根各 20g，山茱萸 15g，茜草、地龙、红花、川芎、制远志各 10g，石菖蒲 6g。

【制法用法】水煎服，每日 1 剂。

【功效主治】平肝潜阳，聪耳明目。主治神经性聋。

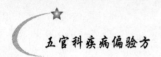

丹参钩藤汤

【组成】丹参20g，钩藤（后下）、川牛膝、葛根、赤芍各15g，石菖蒲、川芎、枳壳各12g。

【制法用法】水煎服，每日1剂。

【功效主治】活血祛瘀，升阳通窍，凉血消痈。主治神经性聋。

滋阴平肝活血汤

【组成】磁石、丹参、葛根各30g，珍珠母、五味子各15g，石菖蒲、川芎、柴胡、白芍、木香、香附各10g。

【制法用法】水煎服，每日1剂。

【功效主治】活血祛瘀，升阳通窍，敛疮消肿。主治神经性聋。

四藤二石汤

【组成】鸡血藤、络石藤、红藤、钩藤、生磁石、生石决明各30g，地龙、僵蚕各10g。

【制法用法】水煎服，每日1剂。

【功效主治】补血行血，通窍活络。主治神经性聋。

芪葛聪耳汤

【组成】黄芪、葛根各60g，丹参、柴胡、枸杞子、党参各15g，石菖蒲12g，川芎、地龙、升麻各9g。

【制法用法】水煎服，每日1剂。

【功效主治】补气行血，升阳通窍。主治神经性聋。

加减耳聋左慈丸

【组成】熟地黄、磁石各 30g，山药、茯苓、石菖蒲各 20g，山茱萸 15g，牡丹皮、泽泻、五味子各 10g。

【制法用法】水煎服，每日 1 剂，分 3 次服。同时采用针灸治疗，取穴：听宫、听会、翳风，针刺用补法，留针 30 分钟。

【功效主治】滋阴补血，益精填髓。主治老年感音神经性聋。

第六节　神经性耳鸣

神经性耳鸣是指由于耳蜗螺旋器毛细胞、听神经、听觉传导通路或各级神经元损害所引起的听觉紊乱，常与感音神经性聋先后发生或同时存在。神经性耳鸣属主觉性耳鸣范畴，临床一般以高音调耳鸣为主。本节所述主要指单独存在的感音神经性耳鸣，或以耳鸣为主症的神经性耳鸣，或少数以耳鸣为主症的中耳疾病。

感音神经性耳鸣属中医学耳鸣范畴，其病因病机与感音神经性聋基本类似。中医认为本病是由于肝火亢盛，痰火阻滞，上扰于耳，或肾精亏虚，脾胃虚弱，不能上充于清窍，使得耳部经脉空虚所致。本病的中医辨证分型如下。

1. 外感风热

突然耳鸣，如吹风样，或耳内作痒，或耳根肿痛，伴头痛恶风，发热口渴，咳嗽咽干，四肢酸楚，身困乏力，舌淡，苔薄黄，脉浮数。

2. 肝火上扰

耳鸣突然发作,鸣声如钟,或如风雷声、潮水声,伴耳胀痛,耳闭,口苦咽干,心烦易怒,面红目赤,大便干结,小便短黄,舌红苔黄,脉弦数。

3. 气滞血瘀

耳鸣重听,鸣声响大,耳内堵塞不适,伴有头痛且胀,心烦急躁,胁肋胀满,日轻夜重,舌质紫暗,或有瘀点、瘀斑,脉弦细。

4. 中气不足

耳鸣如蝉,或如钟鼓水激,劳累后加重,久则耳聋,伴见面色苍白,倦怠乏力,神疲纳少,食后腹胀,自汗便溏,舌苔薄白,脉虚弱无力。

5. 肝血亏损

耳鸣如蝉,时轻时重,耳失聪敏,遇劳更甚,伴有头晕乏力,视物昏花,面色淡白少华,失眠多梦,肢体麻木,唇甲淡白,脉细弱无力。

6. 肾阴亏虚

耳鸣如流水声,声低而微,病程较长,伴头目眩晕,失眠遗精,口咽发干,五心烦热,盗汗,腰膝酸痛,舌红苔薄,脉细数。

7. 肾阳不足

耳鸣日久不止,逐渐加重,伴有畏寒肢冷,腰膝痿软冷痛,遗精阳痿,妇女白带多而清稀,夜尿频多而清长,倦怠乏力,面色苍白,舌质淡,苔薄白,脉细弱等。

内服偏验方

疏肝通窍安神汤

【组成】柴胡、郁金、五味子、酸枣仁各 10g，石菖蒲、丹参各 20g。

【制法用法】水煎服，每日 1 剂。

【功效主治】通窍安神，疏肝升阳。主治感音神经性耳鸣。

疏肝通窍汤

【组成】葛根、牛膝、白芍各 30g，天麻 20g，钩藤 15g，柴胡、石菖蒲、法半夏各 10g，全蝎 5g。

【制法用法】水煎服，每日 1 剂。

【功效主治】疏肝理气，通窍。主治耳鸣。

补肾活血汤

【组成】熟地黄、山茱萸、丹参、葛根、五味子、茯苓各 10g，桔梗 6g。

【制法用法】水煎服，每日 1 剂，7 日为 1 个疗程。

【功效主治】滋阴补血，益精填髓。主治神经性耳鸣。

通窍止鸣汤

【组成】柴胡、香附、川芎、石菖蒲各 6g，桃仁、丹参、葛根各 10g，红花 5g，甘草 3g。

【制法用法】水煎服，每日 1 剂。10 日为 1 个疗程，每个疗程间隔 3 日。

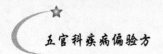

【功效主治】活血开窍，疏肝升阳。主治神经性耳鸣。

补阳还五汤

【组成】黄芪 20g，当归尾、赤芍、川芎、桃仁各 10g，地龙、红花各 6g。

【制法用法】水煎服，每日 1 剂。

【功效主治】活血祛瘀，补气通窍。主治神经性耳鸣。

补中益气汤

【组成】黄芪、党参各 30g，甘草、当归、白术各 10g，升麻、通草各 9g，橘皮、柴胡、石菖蒲各 6g。

【制法用法】水煎服，每日 1 剂。

【功效主治】主治神经性耳鸣。

益气聪明汤

【组成】黄芪、党参各 20g，当归、白术各 10g，炙甘草、蔓荆子各 9g，升麻、橘皮、柴胡各 6g。

【制法用法】水煎服，每日 1 剂，分 3 次服用。

【功效主治】升阳开窍，补气温中。主治神经性耳鸣。

黄芪二枣汤

【组成】黄芪 15g，酸枣仁、茯苓 12g，当归、赤芍、川芎各 10g，生甘草 5g。

【制法用法】水煎服，每日 1 剂，早晚两次分服。

【功效主治】温中利湿，聪耳明目。主治突发性聋伴耳鸣、眩晕。

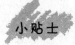

耳鸣、耳聋患者日常生活的注意事项

为了预防耳鸣、耳聋疾病的发生，我们在日常生活起居方面需要注意以下几点。

1. 戒烟禁酒，不喝浓茶、咖啡或其他刺激性食物，以防止尼古丁、乙醇对内耳和听神经的损害。

2. 适度地体育锻炼。身体适当运动可促进全身血液循环，增加人体的新陈代谢，加强内耳器官的血供，改善内耳的代谢，可选择多种适当的运动，如打太极拳、散步、慢跑、游泳等。其中散步对老年人最易掌握，是一项随时随地都可锻炼的活动。锻炼时应选择噪音小、空气清新的优美环境，不紧不慢地信步而来，一定会感到心旷神怡，周身舒爽，对耳聋的恢复有益。行走要有一定速度（80~100步/分钟），路程要有一定距离（一般每天6000步左右），每天走路1小时左右，可上、下午分次完成。做到自我感觉良好，心率增加20次左右，以没有心悸气促，全身温暖舒适或微微有汗为度。

3. 控制情绪，保持心情舒畅。要想进入老龄仍保持耳聪目明，首先要有一个健康的身心，创造一个良好的生活环境，每天以愉快的心情去面对一切。心胸开朗，少发脾气是良方。

4. 多与人交往，多动脑、多动手可以延缓衰老，预防老年性耳聋。

5.尽量避免接触噪音，如交通、工业、建筑、娱乐、居住环境中的噪音。多年的研究结果表明，长久过度暴露于噪音之中是导致听力损伤的原因之一。对此，人们应该及时采取切实可行的办法来保护自己的耳朵，如戴耳塞，遇到巨响用手护耳，或远离噪音居住区等。

第二章　鼻部疾病

第一节　酒渣鼻

酒渣鼻是指以鼻尖及鼻翼两侧皮肤潮红、丘疹、脓疱，甚至鼻头增大变厚为主要表现的损害性皮肤病，其病因不明，可能与毛囊蠕形螨寄生有关。患者以男性居多，常在中年以后发病，多见于鼻部、两颊、眉间、颏部。按其发展过程分为 3 期：①红斑期：初起为暂时性红斑，尤其在进食刺激性食物后或情绪激动时，红斑更为明显，日久红斑持续不退，毛细血管呈树枝状扩张；②丘疹期：在红斑基础上，可出现丘疹或脓疱，皮损与毛囊不一致；③鼻赘期：病期欠者，鼻部可出现多个结节，互相融合，表面凹凸不平，鼻部肥大，毛孔明显扩大，毛细血管显著扩张，纵横交错，形成鼻赘。

中医认为鼻为肺之窍，乃血脉多聚之处，且鼻之外象又属脾土，故病因病机常以肺、脾（胃）郁热或血分郁热为主，亦有湿热熏蒸、阴虚郁热上干鼻窍、阴虚湿热熏蒸，以及寒湿内郁上干鼻窍等。本病的中医辨证分型如下。

1. 肺胃积热（红斑期）

鼻及颜面部潮红，表面光亮，重者红斑显著，瘙痒，受热后更红，大便干，口渴。舌边红，苔薄白或黄燥，脉滑微数。

2. 热毒炽盛（丘疹期）

鼻及颜面部除有红斑外，常有散在炎症小丘及脓疱，患处灼热疼痛，大便干结，小便黄。舌质红，苔黄燥，脉滑数或弦数。

3. 血瘀凝结（鼻赘期）

鼻部暗红或紫红，逐渐肥厚变大，形成鼻赘。舌质暗红，或有紫斑，脉弦涩。

一、内服偏验方

栀芩三皮汤

【组成】炒栀子、黄芩、牡丹皮、炒薏苡仁各 15g，桑白皮、地骨皮、甘草各 6g。

【制法用法】水煎服，每日 1 剂，早晚分两次服。

【功效主治】泻火除烦，清热利湿，凉血解毒。主治酒渣鼻。

二丹桑皮饮

【组成】牡丹皮、丹参、桑白皮、枇杷叶、黄芩、金银花、陈皮、茯苓各 15g，黄连 9g，桃仁、红花各 12g。

【制法用法】水煎服，每日 1 剂。

【功效主治】清热凉血，活血化瘀。主治酒渣鼻。

枇杷清肺饮

【组成】枇杷叶、桑白皮各 12g，黄芩、赤芍、当归、白芷、红花、甘草各 10g，川芎 8g。

【制法用法】水煎服，每日 1 剂，6 日为 1 个疗程。

【功效主治】清肺降逆。主治酒渣鼻。

茵陈二花汤

【组成】茵陈 30~50g，山楂 20~30g，野菊花、丹参、乌梅各 15~30g，凌霄花、牡丹皮各 10~15g，黄芩、栀子各 10g，大黄 5~10g。

【制法用法】水煎服，每日 1 剂，10 日为 1 个疗程。

【功效主治】清热利湿。主治酒渣鼻。

消斑汤

【组成】制僵蚕、当归、赤芍各 15g，蝉蜕、大黄，生甘草各 9g，生姜黄 6g。

【制法用法】水煎服，每日 1 剂。

【功效主治】清热凉血活血。主治酒渣鼻。

二、外用偏验方

博落回酊剂

【组成】博落回茎 50g。

【制法用法】取上药涂搽局部，每次涂抹 1 分钟，用 95% 乙醇 100ml 浸泡 5~7 日后备用。每日 2~3 次。

【功效主治】主治酒渣鼻。

颠倒散

【组成】硫黄、大黄各等份。

【制法用法】取上药 5g 研细拌匀,加凉开水调成糊状。每晚 1 次,睡前涂鼻部,次晨洗去,2 周为 1 个疗程。

【功效主治】主治酒渣鼻。

小贴士

酒渣鼻患者生活护理的注意事项

1. 保持皮肤的清洁卫生,对油性皮肤要经常用肥皂和温水清洗;对干性皮肤则应少用肥皂。同时不要用碱性肥皂洗涮,禁止在鼻子病变区抓、搔、剥及挤压,以防感染。

2. 酒渣鼻肌肤最怕过热的环境,但凡泡温泉、蒸气浴及热瑜伽等,都应尽量避免。

3. 饮食上,辛辣的食物和酒类,都会刺激肌肤并提高体温,不要因为贪嘴、贪杯而加速酒渣鼻恶化。应饮食清淡,多吃水果蔬菜,并矫正便秘。

4. 平时应该尽量减少日晒,戴有宽檐的帽子,使用至少含有 15 太阳保护因子的遮光剂。

5. 每天保持面部的清洁,切记不要使用过热的水洗脸。

第二节 急性鼻炎

鼻炎是鼻黏膜或黏膜下组织因为病毒感染、病菌感染、刺激物刺激等，导致鼻黏膜或黏膜下组织受损，引起炎症的一种疾病。急性鼻炎是由过高的组胺，导致鼻黏膜产生较多的液体分泌物，从而出现流涕、鼻塞等症状。

本病属中医学鼻渊范畴，其病因病机多为感受风热之邪或风寒之邪入里化热，热毒浊涕阻闭鼻窍而成。慢性者多因脾肺虚弱，肺气不足致卫外不固，易感外邪。脾虚则运化失职，痰湿滞留，困结鼻窍，浸淫鼻窦黏膜而成鼻渊，因此慢性鼻炎应清肺益脾。

一、内服偏验方

苍耳桂枝汤

【组成】炒苍耳子、辛夷花（包）、白芷、桂枝、防风、白术各9g，薄荷、炙甘草各6g，党参12g，黄芪15g。

【制法用法】水煎服，每日1剂，10日为1个疗程。

【功效主治】散风除湿，通窍。主治鼻炎。

袋装泡剂

【组成】麻黄、细辛、荆芥、防风、川芎、白芷、羌活、薄荷、金银花、菊花、苍耳子、辛夷、黄芪各适量。

【制法用法】开水冲泡5分钟后饮用，每日早晨、中午、睡前各1次。

【功效主治】主治鼻炎。

二、外用偏验方

辛夷白芷散

【组成】辛夷、苍耳子、白芷各60g，冰片粉6g，薄荷霜5g，芝麻油 500ml，液状石蜡 1000ml。

【制法用法】将芝麻油、苍耳子、白芷、辛夷同放锅内，浸泡24小时，加热，待苍耳子、白芷、辛夷炸成黑黄色捞出，再下冰片粉、薄荷霜、液状石蜡，搅匀，冷却后过滤，分装眼药水瓶内备用。用时仰头滴鼻，每日 1~2 次，每次 1~2 滴。

【功效主治】通鼻窍。主治鼻炎。

第三节　变应性鼻炎

变应性鼻炎又称过敏性鼻炎，是以 I 型变态反应为主的鼻黏膜病变，包括常年性变应性鼻炎和花粉症。临床上以突然阵发性鼻内奇痒、喷嚏、流清涕，或有鼻塞为主要特点。变应性鼻炎和血管运动性鼻炎虽然可以区分开来，但往往需要做很多检查，且二者在中医辨证论治方面并无明显不同，因此，中医临床报道中诊断为变应性鼻炎者，有时也可能是血管运动性鼻炎。

中医称本病为鼻鼽，其病因病机多为肺脾肾阳气不足，卫外不固，不任风寒异气侵袭。属本虚标实，因肺、脾、肾三脏虚损，并受风寒之邪所袭，肺为寒邪所束，鼻窍失养所致。临床上主要有以下几种中医辨证分型。

1.肺气虚寒

因肺气素虚，并外感风寒，肺气失宣，鼻窍不利而致。表现为鼻腔奇痒，连续打喷嚏，继而流大量清水样鼻涕，鼻塞、嗅觉减迟，鼻黏膜苍白、水肿。伴气短懒言，自汗，面色㿠白，舌质淡红，苔薄白，脉虚弱。

2.肺脾气虚

因肺脾气虚，致使肺之升清降浊功能减迟，津液停聚，日久凝滞于鼻窍所致。表现为鼻塞而胀，鼻涕清稀或黏白，嗅觉减退，鼻黏膜苍白、肿胀，或呈息肉样变。伴头晕气短，四肢困倦，胃纳欠佳，大便时稀，舌质淡胖，苔白，脉弱。

3.肾虚证

多见于常年性过敏性鼻炎患者。肾虚有阳虚、阴虚两种，其中以阳虚证者较为多见。中医认为由于患者肾气不足，气不归元，摄纳失司，肺失温养，则阳气易于耗散，上越鼻窍可致过敏性鼻炎。主要表现为鼻痒不适，喷嚏连连，清涕难收，并以早晚为重，鼻黏膜苍白、水肿，鼻塞症状不是很重。伴畏寒肢冷，精神萎靡，腰膝痠软，遗持早泄，小便清长，夜尿多，舌质淡，脉沉细缓。

一、内服偏验方

温肺止流汤

【组成】党参、黄芪、荆芥、防风、诃子、白术各10g，附子、桂枝、辛夷各6g，苍耳子12g，细辛3g，甘草5g。

【制法用法】水煎服，每日1剂。

【功效主治】温肺，益气生津。主治过敏性鼻炎。

敛肺通窍汤

【组成】黄芪、太子参各30g，川芎20g，甘草15g，苍耳子12g，辛夷、桂枝、荆芥、防风各10g，细辛3g。

【制法用法】水煎服，每日1剂，10日为1个疗程。

【功效主治】补气固表，托毒排脓，生肌。主治过敏性鼻炎。

桃红四物汤

【组成】当归、赤芍、生地黄、苍耳子各15g，川芎、红花、桃仁各12g，黄芪、白术、防风、辛夷各10g。

【制法用法】水煎服，每日1剂。

【功效主治】补血活血，通鼻窍。主治过敏性鼻炎。

玉屏风散加减

【组成】黄芪30g，防风、白术、苍耳子、石菖蒲、五味子各10g，辛夷12g，桔梗6g。

【制法用法】水煎服，每日1剂。10日为1个疗程，治疗2~5个疗程。

【功效主治】祛风解表，胜湿通窍。主治过敏性鼻炎。

御风健脾汤

【组成】白术、百合、薏苡仁各12g，苍耳子、蝉蜕、甘草各1g，黄芪15g，玉竹、防风、白蒺藜各9g。

【制法用法】水煎服，每日1剂。

【功效主治】通鼻窍，燥湿利水。主法过敏性鼻炎。

补中益气汤加减

【组成】党参、黄芪、白术、当归、茯苓、细辛、五味子、苍耳子、辛夷、淫羊藿、巴戟天各等份。

【制法用法】水煎服，每日1剂，10日为1个疗程。

【功效主治】健脾补肺，通鼻窍。主治过敏性鼻炎。

二、内外兼用偏验方

过敏煎

【组成】土茯苓 20g，五味子、柴胡、黄芪各 15g，白术 12g，薄荷、藁本各 10g，炙甘草 6g。

【制法用法】水煎服，每日 1 剂，煎药时熏鼻 15 分钟。10 日为 1 个疗程，连用 2 个疗程。

【功效主治】主治变应性鼻炎。

桂枝汤加减

【组成】桂枝、白芍、炙甘草各 12g，生姜、苍耳子各 15g，杏仁、蝉蜕、徐长卿各 10g，生黄芪 20g。

【制法用法】水煎服，每日 1 剂，煎药时熏鼻 15 分钟。10 日为 1 个疗程，连用 2 个疗程。

【功效主治】主治变应性鼻炎。

第四节　慢性单纯性鼻炎

慢性单纯性鼻炎是一种常见的鼻腔黏膜下的慢性炎症，以流浓涕、鼻塞、嗅觉障碍及头昏脑涨等症为主。本病属中医鼻窒范畴，其病因病机，一是肺与阳明经郁热，气血不畅，邪滞鼻窍；二是肺脾肾虚，气阳不足，驱邪无力，邪滞鼻窍；三是久病多瘀，气血瘀滞，脉络痹阻，鼻窍失利。临床上以鼻黏膜肿胀、鼻塞、分泌物增多为特点。故改善鼻腔通气功能，是治疗本病的关键。

本病的中医辨证分型如下。

1. 邪毒滞留

鼻甲肿胀色暗，鼻塞涕多，或黄稠或黏白，嗅觉迟顿，咳嗽多痰，耳鸣不聪，舌质红或有瘀点，脉弦细。

2. 肺脾气虚

鼻黏膜及鼻甲肿胀，色淡或淡红，交替性鼻塞，时轻时重，流稀涕，遇寒加重，头部微胀不适。偏于肺气虚者，兼见咳嗽痰稀，气短，舌质淡红，苔薄白，脉浮缓。偏于脾气虚者，兼见食欲欠佳，大便时稀，体倦乏力，舌质淡，苔白腻，脉缓弱。

一、内服偏验方

苍辛鱼芷汤

【组成】鱼腥草20g，苍耳子、白芷、防风、川芎、甘草各10g，桔梗6g，辛夷7g。

【制法用法】水煎服，加水500ml煎至300ml，去渣取汁。每日1剂，分2次服，连服半个月。服用本药期间，不得食用虾、蟹等发物。

【功效主治】清热解毒，排脓消痈，通鼻窍。主治慢性鼻炎。

芪夷柴胡汤

【组成】黄芪20g，辛夷、柴胡、防风、秦艽、茯苓、泽泻、党参、陈皮各10g。

【制法用法】水煎服，每日1剂，分2~3次服，7日为1个疗程。

【功效主治】利湿通窍。主治慢性鼻炎。

辛夷汤

【组成】石菖蒲、丹参各20g，辛夷15g，藿香、薄荷、苍耳子、川芎各10g。

【制法用法】水煎服，隔日1次。

【功效主治】化痰开窍，化湿行气，祛风。主治慢性鼻炎。

二、外用偏验方

芪菊汤

【组成】黄芪15g，野菊花12g，桔梗、天花粉、玄参、麦冬、白术、鱼腥草、生地黄、甘草各10g。

【制法用法】水煎时用鼻对准药杯将蒸气吸入鼻咽部，吸入时用硬纸围于鼻与杯之间，靠近鼻孔侧直径约4cm。每日1剂，每次熏半小时，7日为1个疗程，最多3个疗程。

【功效主治】清热解毒，疏风平肝。主治慢性鼻咽炎。

辛夷散

【组成】辛夷300g，细辛20g，薄荷、白芷、川芎各100g，苍耳子、桔梗各150g，防风120g，甘草30g。

【制法用法】将辛夷等有效成分为挥发油的药物提取蒸馏液；余药水煎3次，合并滤液，浓缩，加蔗糖煮沸；待冷，加上述蒸馏液，静置48小时，取上清液加沸水，搅匀。用25ml，加等量开水，先嗅药气，再口服。每日2~3次，20日为1个疗程。

【功效主治】散风寒，通鼻窍。主治急慢性鼻炎。

苍耳熏鼻方

【组成】苍耳子、白芷、防风、辛夷、黄芩各 15g，薄荷、菊花、蒲公英各 10g，细辛 5g。

【制法用法】水煎，熏蒸鼻腔，每日 1 剂，每日 2 次，用 1 个疗程。

【功效主治】散风寒，通鼻窍，祛风湿。主治慢性鼻炎。

辛芷冲洗方

【组成】辛夷花、白芷、鹅不食草、金银花、连翘各 10g，苍耳子 6g。

【制法用法】水煎，取液 200ml，用鼻腔冲洗器冲洗鼻腔。每日 1 剂，每日 2 次。

【功效主治】散风寒，通鼻窍，祛风除湿，消肿排脓。主治慢性鼻炎。

草珊瑚鼻炎散

【组成】草珊瑚含片、辛夷等。

【制法用法】碾末混匀，清洁鼻腔后，用棉签蘸本品，送入鼻腔内。每次 0.2~0.3g，每天 5~7 次。

【功效主治】主治急慢性鼻炎。

鹅不食草方

【组成】鹅不食草 10g，凡士林 90g。

【制法用法】将软膏涂在棉片上，填入双侧鼻腔，半小时后取出。每日 1 次，15 次为 1 个疗程，必要时可继续巩固治疗 1 个疗程。

【功效主治】祛风通窍，解毒消肿。主治慢性及过敏性鼻炎。

第五节 萎缩性鼻炎

萎缩性鼻炎是一种以鼻黏膜萎缩、嗅觉消失、鼻腔内有干痂形成为特征，发展缓慢的疾病。本病病因不明，病程较长。常见鼻腔干燥不适、分泌物减少、鼻塞、鼻腔出血、嗅觉障碍、恶臭、头昏头痛等临床表现。检查时以鼻腔黏膜干燥，下甲缩小，鼻腔宽大，大量黄绿色或灰绿色分泌物，并有大量痂皮附着等体征为诊断要点。治疗上以营养鼻腔黏膜、改善血运、抗炎处理及减少空气流量为原则，局部可采用鼻腔冲洗，滴用润滑性或刺激性滴鼻剂。

本病中医称之为鼻槁，多认为由肺肾阴虚、血虚生燥，或湿热郁蒸，或气滞血瘀引起。治疗上以滋肾润肺，或养血生津，或清热利湿，或行气活血等为主。萎缩性鼻炎的中医辨证分型如下。

1. 肺肾阴虚

鼻内干灼，嗅觉减退，鼻内黏膜萎缩，鼻甲缩小，鼻腔宽大，黄绿色痂皮多，或有少量鼻衄，伴咽痒干咳、五心烦热、语言乏力，舌红苔少，脉细数。

2. 脾虚湿蕴

鼻干涕臭，涕痂留于鼻腔，色微黄而绿，嗅觉减退或丧失，鼻甲萎缩较甚，伴头昏头痛，乏力纳呆，舌淡，脉缓弱。

3.阴虚肺燥

鼻干无涕，嗅觉减退，鼻黏膜色红干燥，轻度萎缩、渗血，鼻甲缩小，咽痒，干咳少痰，舌红少苔，脉细数。

4.阴虚瘀阻

鼻干，鼻塞、鼻黏膜极度萎缩，屡治不效，嗅觉失灵，舌暗红，有瘀点，少苔，脉细涩。

一、内服偏验方

润肺清鼻汤

【组成】生地黄、麦冬、玄参、白芍各15g，牡丹皮、白芷、辛夷各10g，薄荷、浙贝母、甘草各5g。

【制法用法】水煎服，每日1剂，每日3~5次。10日为1个疗程，两疗程间隔5天。

【功效主治】清热凉血，生津润燥。主治萎缩性鼻炎。

银花增液汤

【组成】金银花30g，青果、玄参、麦冬、生地黄、山豆根、天花粉、石斛、玉竹、桔梗、薄荷各10g。

【制法用法】水煎取汁500ml。每日1剂，早晚分服，3周为1个疗程。

【功效主治】清热利咽，消肿通窍。主治萎缩性鼻炎。

葛地二参二冬汤

【组成】葛根20g，生地黄、丹参、白沙参15g，天冬、麦冬、玉竹、菊花、浙贝母、黄精各 10g。

【制法用法】水煎服，每日 1 剂。

【功效主治】养阴润肺，升阳通窍。主治萎缩性鼻炎。

二、外用偏验方

鱼腥草滴鼻液

【组成】鱼腥草注射液。

【制法用法】滴鼻，每日 3 次，每次 3~5 滴。20 天为 1 个疗程，连用 2 个疗程。

【功效主治】清热解毒，排脓消痈。主治萎缩性鼻炎。

复方苍耳油

【组成】苍耳子 160g，辛夷 16g，细辛 10g，小麻油 500ml。

【制法用法】滴鼻，每次每侧 3~4 滴，继捏鼻翼数次。

【功效主治】散风寒，通鼻窍，祛风湿。主治萎缩性鼻炎。

第六节　肥厚性鼻炎

肥厚性鼻炎是以鼻腔黏膜、黏膜下，甚至骨质的局限性或弥漫性肥厚为病理特点的慢性鼻病，临床上以持续性鼻塞、鼻甲肥厚或伴头痛等为特点。改善鼻腔通气功能，是治疗本病的关键。中医称本病为鼻窒，其病因病机，一是肺与阳明经郁热，气血不畅，邪滞鼻窍；二是肺脾肾虚，阳气不足，祛邪无力，邪滞鼻窍；三是久病多瘀，气血瘀滞，脉络痹阻，鼻窍失利。

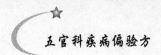

一、内服偏验方

清肺汤

【组成】桑白皮、地骨皮、炒黄芩各 10g，生地黄 20g，豨莶草、麦冬各 12g，白桔梗、生甘草各 5g。

【制法用法】水煎服，每日 1 剂，分两次服。

【功效主治】主治干燥性鼻炎。

银菊花粉汤

【组成】金银花、野菊花、天花粉各 15g，桔梗、黄芩、浙贝母、薄荷、苍耳子、山豆根各 10g，甘草 6g。

【制法用法】水煎服，每日 1 剂，每日 4~6 次，10 日为 1 个疗程。

【功效主治】疏风清热，平肝开窍，解毒消肿。主治干酪性鼻炎。

二、外用偏验方

乳没膏

【组成】含乳香、没药等量。

【制法用法】研末，加凡士林调膏。用 2% 利多卡因注射液 10~20mg，行鼻腔黏膜表面麻醉后，用 5 号针头抽取 5% 鱼肝油酸钠 0.5~1ml，从下鼻甲前端刺入黏膜下至后端，边退边注射。继用无菌棉花蘸乳没膏，纳入鼻腔，紧贴患处，每次 1 小时。每周 1 次，3 次为 1 个疗程。

【功效主治】主治肥厚性鼻炎。

滴鼻灵

【组成】辛夷花、黄芩、牡丹皮、鹅不食草等。

【制法用法】滴鼻，每日3次，每次3滴，连用3周。

【功效主治】燥湿通窍。主治肥厚性鼻炎。

五味消毒饮洗剂

【组成】金银花40g，野菊花、蒲公英、紫花地丁、紫背天葵各30g。

【制法用法】冲洗鼻腔，每侧用125ml，每天4次，连用5日。

【功效主治】疏风清热，解毒消肿。主治肥厚性鼻炎。

苍耳金银花洗剂

【组成】苍耳子、金银花各40g，野菊花、蒲公英、紫花地丁、紫背天葵子各30g。

【制法用法】水煎，取液750ml，加氯化钠9.0g，冷却后，再加5%碳酸氢钠注射液250ml，调冲洗液pH 7.0~7.5。每侧鼻腔冲洗125ml，每天4次，连用5日。

【功效主治】散风寒，通鼻窍，祛风湿。主治肥厚性鼻炎合并上颌窦炎。

小贴士

鼻炎患者日常生活的注意事项

鼻炎患者在生活中要多注意以下方面。

1. 要进行体育锻炼，每天早上起来跑步，有助于增强体质，增强机体免疫力。

2. 日常饮食要清淡，不要吃辛辣的食物，鱼虾等腥味的食物要少吃。

3. 用手按摩鼻的两侧，有助于促进血液循环。

4. 用盐水洗鼻可以有效地清洁鼻腔，能调节鼻的湿度和促进鼻腔的血液循环。

5. 要提防感冒，感冒也会容易引发鼻炎。

第七节　鼻窦炎

鼻窦炎是一种常见的多发病，重者不仅影响鼻窦黏膜，累及骨质，而且还可能引起周围组织和邻近器官的并发症。全身症状可见畏寒、发热、食欲缺乏、肢体乏力，小儿可发生呕吐、腹泻、咳嗽等。局部症状可见鼻塞、多浓涕，头痛较甚，有时间规律，暂时性嗅觉减退。检查常见窦区局部红肿压痛、鼻黏膜急性充血、肿胀，窦口附近尤为明显，并见大量脓性分泌物。

本病中医称鼻渊，其病因病机多为六淫侵袭，热邪壅盛，蒸灼鼻窍。本病的中医辨证分型如下。

1. 热毒犯肺

涕黄或黏白量多，从鼻道上方流下，间歇或持续鼻塞，嗅觉减退，鼻内肌膜红肿，眉间或颧部有叩压痛。伴发热恶寒，头痛，胸闷，咳嗽多痰，口干，小便黄少，大便秘结，舌质红，苔微黄，脉浮数。

2. 风热壅遏

涕多黄浊，头痛头胀，鼻塞不利，嗅觉减退，眉间或颧部有叩压痛。伴咽喉不利，咳吐黄痰，口渴喜冷饮，大便或干，小便黄少，舌质红，苔薄黄，脉浮数。

3. 脾胃湿热

鼻涕黄浊量多，鼻塞重而持续不通，嗅觉消失，鼻腔红肿胀痛，肿胀较甚。伴头晕重胀，头痛较剧，胃脘胀满嘈杂，食欲不振，嗳腐吞酸，小便黄，舌质红，苔黄腻，脉濡或滑数。

4. 脾气虚弱

鼻涕白黏或黄稠，量较多无臭味，鼻塞较重，嗅觉减退，鼻内肌膜淡红或红，肿胀较甚。伴肢倦乏力，食少腹胀，大便溏薄，面色萎黄，舌质淡，苔薄白，脉缓弱。

5. 胆腑郁热

鼻涕黄浊黏稠如脓样，量多味臭，嗅觉差，鼻窍肌膜红赤肿胀，头痛较剧，鼻塞，眉间及颧部压痛明显。伴发热，口苦咽干，头晕目眩，耳鸣耳聋，夜寐不安，急躁易怒，舌质红，苔黄，脉弦数。

6. 肺气虚寒

鼻涕白黏，鼻塞或重或轻，嗅觉减退，鼻内肌膜淡红肿胀，鼻甲肥大，遇风冷鼻塞流涕加重。伴头昏胀，形寒肢冷，气短乏力，咳嗽有痰，舌质淡，苔薄白，脉缓弱。

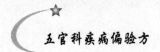

一、内服偏验方

鼻渊汤

【组成】龙胆草、菊花、薄荷、连翘、知母、天花粉各 10g，生白芍 12g，金银花 15g，生石膏 30g，生甘草 6g。

【制法用法】上药用冷水浸泡 30 分钟，以文火煎 10~15 分钟，每剂煎 3 次。每日服 3 次，病重者可服 4~6 次，每次 250ml 左右。

【功效主治】清热燥湿，泻肝胆火，通鼻窍。主治鼻窦炎。

九味苍耳汤

【组成】苍耳子、辛夷、白芷、黄芪各 9g，鱼腥草、败酱草各 20g，藿香、红藤各 15g，桔梗 6g。

【制法用法】水煎服，每日 1 剂，每周用 6 日。

【功效主治】散风寒，通鼻窍。主治鼻窦炎。

风热上犯方

【组成】金银花 12g，连翘、野菊花、白芷、苍耳子、藿香各 10g，蒲公英 25g，薄荷 5g，生甘草 6g。

【制法用法】水煎服。每次煎药时用蒸气熏鼻 10 分钟，药液内服。每日 1 剂，煎 2 次分服，7 日为 1 个疗程。

【功效主治】清热解毒，消肿散结，通鼻窍。主治鼻窦炎。

肺经郁火方

【组成】栀子、酒黄芩、薄荷（后下）、桔梗、荆芥、生甘草各 10g，黄连 6g，石膏（先煎）20g，细辛 3g。

【制法用法】水煎服，每日 1 剂。

【功效主治】清肺热，通鼻窍，凉血止血。主治鼻窦炎。

虚实两型辨治方

【组成】龙胆 15g，鱼腥草 15g，黄芩、夏枯草、菊花、白芷、苍耳子、桔梗、车前子、藿香各 10g，生薏苡仁 20g。

【制法用法】水煎服，每日 1 剂，10 日为 1 个疗程。

【功效主治】清热燥湿，泻肝胆火，通鼻窍。主治鼻窦炎。

鼻窦炎茶

【组成】石菖蒲、牡丹皮各 3g，黄芩、辛夷（包）、菊花各 2g。

【制法用法】水煎代茶饮，每日 1 剂，1 周为 1 个疗程。禁辛辣之品。

【功效主治】利湿开窍。主治鼻窦炎。

清鼻汤

【组成】金银花、白茅根各 15g，炙麻黄、柴胡、黄芩、知母、龙胆、甘草各 9g，桂枝 6g。

【制法用法】水煎服，每日 1 剂，分早晚 2 次温服，3 天为 1 个疗程。

【功效主治】凉血止血，清热通窍。主治急性鼻窦炎。

二花辛夷汤

【组成】金银花、野菊花各 30g，辛夷 15g，羌活、防风、白芷、黄芩、川芎、生地黄各 10g，细辛、炙甘草各 6g。

【制法用法】水煎服，每日 1 剂。

【功效主治】疏风清热，通鼻窍。主治鼻窦炎。

归玄公英汤

【组成】当归、玄参、蒲公英各 30g，柴胡、苍耳子、辛夷、白芷、黄芩各 10g，细辛 3g。

【制法用法】水煎服，每日 1 剂，早晚分两次服。

【功效主治】清热凉血，滋阴降火，通窍散结。主治急慢性鼻窦炎。

苍耳子散

【组成】苍耳子 15g，白芷、桔梗、川芎、防风各 12g，辛夷 12g，细辛、甘草各 6g，黄芩、连翘各 15~20g。

【制法用法】水煎服，每日 1 剂，分 2 次服用。

【功效主治】散风寒，通鼻窍，祛风湿。主治慢性鼻窦炎。

苍翘夏枯草汤

【组成】苍耳子 15g，连翘、夏枯草各 12g，柴胡、川芎、黄芩、辛夷各 10g，薄荷 4g，细辛 3g，白芷 6g。

【制法用法】水煎服，每日 1 剂。10 日为 1 个疗程，重症可连用 20~30 剂。

【功效主治】通鼻窍，清热解毒，消肿散结。主治慢性鼻窦炎。

六味鼻渊汤

【组成】苍耳、辛夷、白芷各 12g，藿香 15g，败酱草 20g，甘草 6g。

【制法用法】水煎服，每日 1 剂。6 日为 1 个疗程，疗程间隔 1 日，用 4~5 个疗程。

【功效主治】通鼻窍，祛风湿。主治慢性鼻窦炎。

藿香苓芩汤

【组成】藿香、茯苓、黄芩各 15g，薄荷 10g，辛夷 10g，苍耳子 10g，甘草 10g。

【制法用法】水煎服，每日 1 剂。

【功效主治】祛暑解表，化湿开窍。主治慢性鼻窦炎。

芪鱼茯苓汤

【组成】生黄芪、鱼腥草、茯苓各 15g，辛夷、石菖蒲、赤芍、黄芩、路路通、炙甘草各 10g，川芎 6g。

【制法用法】水煎服，每日 1 剂，每日 2~3 次口服。

【功效主治】主治慢性鼻窦炎。

鱼腥苍苡汤

【组成】鱼腥草 24g，苍耳子、薏苡仁各 15g，白芷、当归、赤芍、藿香，辛夷各 9g，陈皮、甘草各 6g。

【制法用法】水煎服，每日 1 剂，每周 1 次。

【功效主治】利湿开窍，排脓消痈。主治慢性鼻窦炎。

金银花辛夷汤

【组成】金银花、野菊花各 30g，苍耳子、生薏苡仁各 20g，辛夷花、桃仁、黄芩各 10g，白芷 12g。

【制法用法】水煎服，每日 1 剂，分 2 次服。

【功效主治】疏风清热，解毒消肿。主治鼻窦炎。

鼻窦炎合剂

【组成】桂枝、葛根、蔓荆子、辛夷、苍耳子、桔梗各 10g，麻黄 6g，白芷、细辛各 3g，大枣 3 枚，生姜 10g。

【制法用法】水煎服，每日 1 剂，分 3 次服。

【功效主治】散寒解表，温通经脉，通鼻窍。主治鼻窦炎。

鼻炎通

【组成】川芎、白芷、羌活、败酱草、桔梗、藁本、苍耳子、辛夷花各 10g，皂角刺 15g，鱼腥草 20g，薄荷 6g。

【制法用法】水煎服，每日 1 剂，分 3 次服。

【功效主治】行气开郁，祛风燥湿。主治慢性鼻窦炎。

清脑通窍汤

【组成】金银花 30g，苍耳子 12g，菊花、黄芩、辛夷、薄荷、白芷、川芎、蔓荆子、甘草各 10g。

【制法用法】水煎服，每日 1 剂，每日 2 次。小儿剂量酌减。

【功效主治】疏散风热，通鼻窍。主治慢性鼻窦炎。

二、内外兼用偏验方

苍耳子合剂

【组成】金银花 15g，辛夷、白芷、川芎各 6g，薄荷 10g。

【制法用法】滴鼻，每日 1 次，用 3~5 次。

【功效主治】疏散风热，通鼻窍。主治鼻窦炎。

蒲公英翘芷汤

【组成】蒲公英 15g，连翘、白芷、黄芩、川芎、辛夷、薄荷各 10g。

【制法用法】水煎服，每日 1 剂，分早晚 2 次温服，10 日为 1 个疗程。水煎 5~10 分钟时，深吸蒸气，以不烫伤为度，每次 10~15 分钟。

【功效主治】清热解毒，消痈散结。主治急性鼻窦炎。

选奇二辛汤

【组成】酒黄芩 10g，羌活、防风、炙甘草各 6g，生石膏 30g，细辛 3g。

【制法用法】水煎服，每日 1 剂温服，并嗅吸煎药蒸气，20 日为 1 个疗程。

【功效主治】清热燥湿，泻火解毒。主治慢性鼻窦炎。

小贴士

鼻窦炎患者日常生活的注意事项

1. 鼻窦炎急性发作时，应多加休息。卧室应明亮，保持室内空气流通，但要避免直接吹风及阳光直射。

2. 加强体育锻炼，增强抵抗力，如晨跑、游泳、冷水浴、冷水洗脸等都可增强体质，提高人体对疾病的免疲力。

3. 保持室内空气的湿度，或使用空气过滤器，不要让鼻子太干燥，及时更换、清洗寝具，防止螨虫及其分泌物诱发变应性鼻炎。

4. 鼻窦炎久治不愈时应向医生咨询手术治疗的必要性，若接受手术务必遵医嘱按时复查，避免手术复查不及时引起的手术失败和疾病复发。

5. 应避免过度疲劳、睡眠不足、受凉、吸烟、饮酒等，因为这些因素能使人体抵抗力下降，造成鼻黏膜调节功能变差，病毒乘虚而入而导致发病。

6. 鼻窦炎患者平时可常做鼻部按摩，注意擤涕方法，鼻塞多涕者，宜按塞一侧鼻孔，稍稍用力外擤，之后交替而擤，鼻涕过浓时以盐水洗鼻，避免伤及鼻黏膜。

7. 鼻窦炎患者需遵医嘱及时用药，慢性鼻窦炎患者治疗要有信心与恒心，保持性情开朗，精神上避免刺激，同时注意不要过劳，注意加强锻炼以增强体质。

第八节　上颌窦炎

上颌窦炎是上颌窦的炎性病变，可单发，但常见于多窦受累，分为急性上颌窦炎和慢性上颌窦炎。急性上颌窦炎有发热、出汗、乏力、周身疼痛等全身症状，局部症状包括头痛、鼻塞、鼻分泌物增多等；慢性上颌窦炎为前鼻滴涕或后鼻滴涕，有时鼻分泌物随头部姿势改变而流出，痰多且臭，分泌物为黏液脓性或脓性。引发上颌窦炎的病因有多种，一般为全身抵抗力减弱、局部解剖因素导致窦口引流阻塞、筛窦感染、鼻变态反应、齿源性感染等。

本病中医称为鼻渊，其病因病机多为六淫侵袭，热邪壅盛，蒸灼鼻窍。

一、内服偏验方

银菊苍辛汤

【组成】金银花、菊花各 30g，苍耳子、辛夷、黄芩各 15g，白芷 12g，川芎 10g，防风 9g，薄荷、细辛各 6g，甘草 3g。

【制法用法】水煎服，每日 1 剂，分 3 次口服。

【功效主治】疏风清热，解毒消肿，通鼻窍。主治慢性上颌窦炎。

银翘芩苍二瓜汤

【组成】金银花、连翘、黄芩、苍耳子、瓜蒌皮、冬瓜子各 10g，桔梗、辛夷、薄荷（后下）各 6g。

【制法用法】水煎，蒸气熏鼻后温服，每日 1 剂，每日 2 次，10 日为 1 个疗程。

【功效主治】清热解毒，消肿散结。主治儿童慢性上颌窦炎。

二、外用偏验方

鼻窦炎冲洗液

【组成】川黄连 2 份，白芷 1.2 份，当归、野菊花各 1 份（生药含量 20.4%），0.5% 甲硝唑 100ml。

【制法用法】制成洗液，颌窦根治术后第 5 日开始使用。方法为将小号麻醉硅胶管保留于上颌窦腔，用生理盐水 100ml 冲洗后，再用鼻窦炎冲洗液冲洗，每日 3 次。

【功效主治】主治慢性上颌窦炎。

金苍蒲公英汤

【组成】金银花、苍耳子、蒲公英各 16g，连翘、白芷、甘草、当归各 12g，细辛 3g，辛夷 9g。

【制法用法】水煎，每天 3 次，用中药浸膏纱条（含小纱条浸泡 12 小时），塞入两侧鼻腔，8 小时后取出。7 日为 1 个疗程，用 2 个疗程。

【功效主治】主治慢性化脓性上颌窦炎。

第九节　鼻息肉

鼻息肉是指一侧或双侧鼻腔内有赘生物如鲜荔枝肉，堵塞鼻道，有碍鼻息，多见于成年人。鼻息肉的形成与变态反应体质，以及鼻腔慢性炎症的长期刺激有关，特别是与慢性化脓性鼻窦炎、变应性鼻炎有关。

中医称鼻痔，认为病机多属痰浊凝结于鼻内所致，其辨证多从痰湿、痰热，或兼气虚、血瘀着手。在治疗方面，中医认为本病多因寒热湿浊之邪壅结鼻窍所致，往往需要内外兼施，虽然单纯中药外治亦可取效，但较为缓慢。外治方法是使用中药收敛散结，或手术摘除，可收到事半功倍之效。但单纯的手术摘除尚不能解除病因，患者的体质状态也并未得到明显调整与改善。因此，本病在治疗中宜注意内治与外治相结合。鼻息肉的中医辨证论治分型如下。

1. 肺经湿热

鼻流黄涕，量较多，鼻塞嗅减，头脑昏痛，息肉淡红，鼻黏膜色红增厚，舌尖红，苔黄腻，脉实。

2. 痰湿结滞

流涕白黏或稀白，量多，鼻塞不减，嗅觉减退，头重昏闷，胸闷痰多，息肉色白如脂或如石榴子状，光滑水亮，舌淡，苔白腻，脉缓滑。

3. 肺脾气虚

流涕清稀或稀白，息肉淡白或苍白，或术后反复再发，伴倦怠乏力，易感冒，舌淡，苔白，脉缓弱。

一、内服偏验方

辛夷清肺饮

【组成】石膏 30g，知母 12g，黄芩、栀子、辛夷各 10g，枇杷叶、甘草、升麻各 6g，百合 20g，麦冬 15g。

【制法用法】水煎服，每日 1 剂，每日 3 次。

【功效主治】清肺润肺，通鼻窍。主治复发性鼻息肉。

藿芩鼻渊汤

【组成】藿香、黄芩、白芷、浙贝母各 15g，辛夷花 12g，苍耳子、桔梗各 9g，鱼腥草 30g，通草、生甘草各 6g。

【制法用法】水煎服，每日 1 剂，7 日为 1 个疗程。

【功效主治】清热泻火，燥湿通窍。主治鼻息肉。

二、外用偏验方

杏甘散

【组成】杏仁、甘遂各 3g，枯矾、草乌各 5g，轻粉 6g。

【制法用法】用时取芦茎管频频吹于息肉上，或用麻油、菜油将药粉调成软膏状，薄棉包裹，敷在息肉尾端。或每晚睡前敷息肉。（此散刺激性强，使用不当可引起鼻腔干燥充血。因此，药前可用凡士林涂鼻黏膜，以防直接刺激。）每日 3~4 次，连用 7 天为 1 个疗程，未愈者间隔 10 日后再用第 2 个疗程。

【功效主治】主治鼻息肉。

鼻息肉栓剂

【组成】甘遂、海螵蛸、五倍子、白芷、天竺黄各 10g，甜瓜蒂、硼砂各 15g，枯矾 12g，桂枝 6g，细辛 5g，冰片 3g。

【制法用法】用枪状镊夹持本品适量，与食用植物油或牙膏调成固态栓剂。用时根据息肉大小仰卧头后垂位，用 1% 麻黄碱滴鼻液 2 滴滴入患侧鼻腔，再用本品将息肉及基底部包裹。每日 1~2 次，7 日为 1 个疗程。禁烟酒辛辣之品。

【功效主治】主治鼻息肉。

僵蚕苍辛散

【组成】僵蚕 9g，苍耳子、辛夷、苦丁香、细辛各 6g，冰片 0.5g。

【制法用法】上药并合研极细末，使用时取少许吹撒于息肉处，每日2次。

【功效主治】祛风散结，通鼻窍。主治鼻息肉。

第十节 鼻出血

鼻出血，是临床各科疾病的常见症状之一。鼻出血的原因复杂，可分为局部因素与全身因素两类。局部因素包括鼻和鼻窦的外伤、异物、急慢性炎症、鼻中隔病变、鼻腔或鼻窦肿瘤等。全身因素包括凡可引起动脉压和静脉压增高、凝血机制障碍或血管张力改变的全身性疾病，如急性传染病、心血管疾病、血液病、营养障碍或维生素缺乏，以及肝、肾等慢性疾病和风湿热、中毒、遗传性出血性毛细血管扩张症、内分泌失调等，均可诱发鼻出血。

本病中医称鼻衄，其病因病机主要有六淫侵袭、脏腑实热（特别是肺、脾胃、肝胆、心）、脏腑阴虚（特别是肝肾、肺胃）、脾肾阳气亏虚、脾统血失司等。因脏腑热盛者，当清脏腑热，并佐以引血下行，重镇潜阳，通利二便；因阳气怫郁者，又当宣散；因里虚不足者，当养阴益气、温阳摄血；有肝郁者宜疏肝行气；血瘀者宜活血通络。各随症之所宜，常内外兼治，并且外治之法多有立竿见影之效。本病的中医辨证分型如下。

1.肺经热盛

外感风热或燥热之邪犯肺，上熏鼻窍，热伤脉络，溢于鼻中。症见鼻血点滴而出，色鲜红量少，鼻腔干燥，并伴咳嗽痰少，口干身热，舌边尖红，苔白，脉数。

2. 胃热炽盛

胃中素有炽热，或过食辛辣，以致胃热炽盛，循经上炎，血随热涌，妄行于外。症见血量大而深红，鼻干口臭，烦渴引饮，大便干燥，舌红，苔黄，脉洪大。

3. 肝火上逆

情志不遂，肝气郁结，或暴怒伤肝，肝火上逆，血随火动，蒸破鼻窍。症见血色深而量大，头疼头晕，咽干，胸胁苦满、面红目赤、急躁易怒、舌红，苔黄，脉数。

4. 肝肾阴虚

房劳过度，耗伤肾精，或久病伤阴，肝肾不足，水不涵水，肝不藏血，虚火上炎，血液升腾，溢于清窍。症见鼻血时作时止，口干少津，头晕眼花，耳鸣，心悸失眠，五心烦热，舌红绛，脉细数。

5. 脾不统血

久病不愈，忧思劳倦，饮食不节，损伤脾气，脾气虚弱，统血失司，气不摄血，脱离脉道，渗于溢鼻。症见其血渗渗而出，色淡量少，面色无华，神疲懒言，食少便溏，舌淡，脉缓弱。

一、内服偏验方

桑芩止衄汤

【组成】桑白皮30g，黄芩、栀子炭、白茅根、白及片、茜草、紫草、当归、墨旱莲各10g，怀牛膝6g。

【制法用法】水煎服，每日1剂，早晚分服。

【功效主治】清热凉血，收敛止血。主治鼻衄。

止血汤

【组成】仙鹤草、山栀炭、生地黄、茜草、牛膝各 15g，牡丹皮 9g。

【制法用法】水煎服，每日 1 剂，早晚分服。

【功效主治】收敛止血，清热凉血。主治鼻衄。

降气止衄汤

【组成】代赭石、仙鹤草各 15g，旋覆花、炙紫苏子、牡丹皮、赤芍、茜草、制大黄、川牛膝各 10g，甘草 6g。

【制法用法】水煎服，每日 1 剂，早晚分服。

【功效主治】降逆收敛，凉血止血。主治鼻衄。

断红汤

【组成】炒黄芩、炒栀子、生大黄、牡丹皮各 10g，黄连 6g，生地黄、生代赭石（包，先煎）各 30g，赤芍 10g，怀牛膝 12g。

【制法用法】水煎服，每日 1 剂，分 3 次服。

【功效主治】燥湿解毒，凉血止血。主治鼻衄。

二、外用偏验方

大黄乌贼粉

【组成】大黄 2 份，海螵蛸（乌贼骨）1 份。

【制法用法】大黄炒炭后与海螵蛸研末备用。用时取 3~5g 黏附于油纱布条上，填塞出血鼻腔，2~3 日换药 1 次。

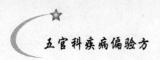

【功效主治】主治鼻衄。

大黄炭粉

【组成】大黄适量。

【制法用法】将大黄碾成末，过筛后炒成炭，用2%甘油水溶液浸渍备好的纱条或棉片中备用。用时以此大黄炭粉纱条或棉片鼻腔填塞，高血压动脉硬化者加口服大黄炭粉每次3g，每日3次。

【功效主治】主治鼻衄。

紫连膏

【组成】紫草、黄连加凡士林软膏。

【制法用法】清洁鼻腔后，出血不多者，用棉签蘸本品涂于患处；反复出血者，用明胶海绵涂本品置于创面，用棉球或凡士林纱条填塞鼻腔。3~10日为1个疗程，2日换药1次。

【功效主治】主治鼻衄。

第三章　咽喉疾病

第一节　咽炎

咽炎是咽部黏膜，或黏膜下组织的炎症，常为上呼吸道感染的一部分。依据病程的长短和病理改变性质的不同，可分为急性咽炎和慢性咽炎。急性咽炎是指咽黏膜，并波及黏膜下及淋巴组织的急性炎症，常继发于急性鼻炎或急性扁桃体发炎之后，或为上呼吸道感染的一部分。慢性咽炎主要为咽黏膜的慢性炎症，其中弥漫性炎症常为上呼吸道慢性炎症的一部分，局限性炎症则多伴有咽淋巴样组织的炎症。

中医称本病为急喉痹。病机主要是外感风寒或风热，邪客咽喉，若表邪不解，热邪入深，致脏腑热盛，熏蒸咽喉为患；亦有阳虚体质，外感寒邪，致阳虚寒客少阴为患。本病的中医辨证分型如下。

1. 慢性咽炎

（1）阴虚火炎：咽部不适，痛势隐隐，有异物感，黏痰量少，伴有午后烦热，腰腿酸软，舌质红，脉细数。

（2）痰阻血瘀：咽部干涩，痛呈刺痛，咽肌膜深红，常因频频清嗓而恶心不适，舌质红，苔黄腻，脉滑而数。

（3）阴虚津枯：咽干甚痒，灼热燥痛，饮水后痛可暂缓，异物感明显，夜间多梦，耳鸣眼花，舌质红少津，脉细数。

2.急性咽炎

（1）风热喉痹：咽喉干燥疼痛，吞咽不利，发热恶寒，头疼头晕，乏力，口干，小溲短赤。

（2）风寒喉痹：咽部微痛，吞咽不利，口淡不渴，头痛无汗，鼻塞流涕。

（3）肺胃积热：咽喉剧痛，黏膜红肿，高热面赤，口渴欲饮，大便秘结，小便溲赤。

一、内服偏验方

清热利咽汤

【组成】生石膏30g，黄芩、玄参、土牛膝、浙贝母、全瓜蒌各15g，射干、赤芍、青果各12g，薄荷10g。

【制法用法】水煎服，每日1剂。

【功效主治】清热利咽，除烦止渴。主治急性咽喉炎。

六味汤

【组成】荆芥、薄荷、蝉蜕、炒黄芩各10g，防风、板蓝根、葛根各20g，桔梗15g，僵蚕12g，甘草6g。

【制法用法】水煎服，每日1剂。3日为1个疗程，用1~3个疗程。

【功效主治】清热利咽。主治急性咽炎。

二黄清咽茶

【组成】生大黄 3g，黄连、金银花、薄荷、鲜仙人掌、红花各 5g，冰片 0.1g，生甘草 10g，花茶少许。

【制法用法】开水冲泡代茶饮，每日 1 剂，5 日为 1 个疗程。

【功效主治】泻热行瘀，利咽清热。主治急性咽炎。

夏射清咽茶

【组成】白毛夏枯草、射干、玄参、桔梗、甘草、诃子、薄荷脑等适量。

【制法用法】冲泡代茶饮，每天 3 次。

【功效主治】利咽散结消肿。主治急性咽炎。

玄参桔梗汤

【组成】玄参 15g，桔梗 12g，麦冬 10g，川贝母 8g，合欢花、炒杏仁各 6g，木蝴蝶、胖大海各 4g。

【制法用法】水煎服或沸水泡服，每日 1 剂。

【功效主治】宣肺祛痰，利咽排脓。主治慢性咽炎。

通咽利喉汤

【组成】玄参、沙参各 15g，山豆根 12g，射干、佛手、白芍、僵蚕各 9g，桔梗 6g，生甘草 4g。

【制法用法】水煎服，每日 1 剂，15 日为 1 个疗程。

【功效主治】养阴清热，润肺化痰，利咽生津。主治慢性咽炎。

苓夏利咽汤

【组成】茯苓、姜半夏各 100g，青皮、浙贝母各 60g。

【制法用法】水煎服，每日 3 次，每次 200ml，连服 2 周。

【功效主治】消肿散结，利咽。主治慢性咽炎。

利咽逐瘀汤

【组成】丹参 15g，川芎、赤芍、当归、地龙、玄参、青果、桔梗、射干、枳壳各 10g，蝉蜕 5g，甘草 6g。

【制法用法】水煎服，每日 1 剂。

【功效主治】祛瘀止痛，利咽散结。主治慢性咽炎。

杞菊麦冬茶

【组成】枸杞子、菊花、麦冬各 9g，生地黄、石斛各 6g，远志、桃仁各 5g，胖大海 2 枚。

【制法用法】开水冲泡代茶饮，每日 1 剂。

【功效主治】宁心安神，疏风清热，利咽消肿。主治慢性咽炎。

银菊茶饮

【组成】金银花、白菊花各 1.5g，麦冬 3g，桔梗、甘草各 2g。

【制法用法】开水冲泡代茶饮，每日 1 剂，每日 2 次。

【功效主治】疏风清热，滋阴润肺，消肿。主治慢性咽炎。

玄麦甘桔茶

【组成】玄参 12g，玉竹 10g，桔梗、金银花各 6g，甘草 4g。

【制法用法】代茶饮，每日 1 剂。

【功效主治】清热凉血，滋阴降火，消肿散结。主治慢性咽炎。

海藻玉壶汤

【组成】海藻、昆布各 15g，浙贝母、玄参各 12g，桔梗、连翘、当归各 10g，青皮、陈皮、川芎、半夏各 6g。

【制法用法】水煎服，每日 1 剂。10 日为 1 个疗程，用 3~4 个疗程。

【功效主治】软坚消痰，利咽退肿。主治肥厚性咽炎。

会厌逐瘀汤

【组成】桃仁、红花、甘草各 10g，桔梗 12g，生地黄、玄参各 20g，柴胡、枳壳、赤芍各 15g。

【制法用法】水煎服，每日 1 剂。禁烟酒及辛辣之品。

【功效主治】破血行瘀，利咽散结。主治慢性肥厚性咽炎。

健脾化痰养阴汤

【组成】玄参、麦冬、桔梗各 10g，陈皮、白术、半夏、茯苓、枳实、赤芍、僵蚕、沙参各 10g。

【制法用法】水煎服，每日 1 剂。10 日为 1 个疗程，用 2 个疗程。禁烟酒、辛辣厚味之品。

【功效主治】清热凉血，滋阴降火，利咽散结。主治慢性肥厚性咽炎。

清金利咽汤

【组成】金荞麦 25g，马勃 10g，荆芥穗、紫荆皮、金果榄各 15g，金莲花 20g。

【制法用法】水煎服，每日1剂。

【功效主治】主治慢性肥厚性咽炎。

清咽双和饮

【组成】当归、葛根各15g，金银花12g，桔梗、赤芍、生地黄、牡丹皮各10g，川贝母8g，炙甘草6g。

【制法用法】水煎服，每日1剂，分2~3次服。

【功效主治】清热润肺，滋阴利咽，升阳。主治慢性肥厚性咽炎。

理气散结汤

【组成】柴胡、枳实、厚朴、浙贝母、牡蛎、玄参、桔梗各10g，甘草6g。

【制法用法】水煎服，每日1剂。7日为1个疗程，用2个疗程。

【功效主治】和解表里，疏肝理气，利咽散结。主治慢性肥厚性咽炎。

养阴利咽汤

【组成】生地黄、玉竹、沙参、浙贝母各15g，玄参12g，白茅根20g，桔梗、牡丹皮、射干各10g，郁金9g，甘草6g。

【制法用法】水煎服，每日1剂，10日为1个疗程。

【功效主治】清热凉血，生津润燥。主治慢性肥厚性咽炎。

滋阴清咽汤

【组成】玄参、紫苏梗、茯苓、桔梗各10g，僵蚕、麦冬各9g，柴胡、郁金、枳壳、甘草各6g。

【制法用法】水煎服，每日1剂。

【功效主治】滋阴降火，利咽散结。主治慢性肥厚性咽炎。

牛豆射桔汤

【组成】牛蒡子、山豆根、射干、桔梗、僵蚕、蝉蜕、玄参、甘草各 10g。

【制法用法】水煎服，每日 1 剂，每日数次。

【功效主治】疏散风热，利咽散结，解毒消肿。主治慢性单纯性咽炎。

咽喉茶

【组成】金银花 6g，甘草、陈皮、石斛、青果、麦冬、诃子、木蝴蝶各 3g，胖大海 1 枚。

【制法用法】开水冲泡代茶饮，每日 1 剂，7 日为 1 个疗程，用 2 个疗程。

【功效主治】润肺止咳，泻火解毒。主治慢性单纯性咽炎。

牛蚕清解汤

【组成】牛蒡子 15g，僵蚕 12g，荆芥、防风、紫苏叶、马勃、连翘、升麻、蝉蜕各 10g，桔梗、甘草各 6g。

【制法用法】水煎服，每日 1 剂，分 3 次服。

【功效主治】疏散风热，利咽散结，解毒消肿。主治疱疹性咽炎。

咽舒饮

【组成】金银花、石斛各 15g，麦冬、玄参各 12g，竹叶、射干、青果、甘草各 6g，薄荷 3g。

【制法用法】制成口服液，每日 3 次，每次 30ml。

【功效主治】滋阴清热，润肺利咽。主治滤泡性咽炎。

二、外用偏验方

咽喉清利散

【组成】山豆根、射干、二郎箭、兔耳风、虎耳草、白花蛇舌草各 60g，薄荷、生甘草各 25g，胆南星 20g，皂刺、冰片、硼砂各 15g。

【制法用法】每日 3~5 次，每次 0.05g，用吸管弹撒于患处。

【功效主治】主治急性咽炎。

小贴士

慢性咽炎患者日常生活的注意事项

对于慢性咽炎患者，建议常吃富含胶原蛋白的食物，如猪蹄、猪皮、蹄筋、鱼类、豆类等；多摄入富含维生素 B 族的食物，如动物肝脏、瘦肉、新鲜水果、绿色蔬菜、奶类、豆类等。少吃或不吃煎炸、辛辣刺激性食物如油条、麻团、炸糕、辣椒、大蒜、胡椒粉等。另外，还应注意以下几点。

1. 注意口腔卫生，坚持早晚及饭后刷牙。

2. 加强身体锻炼，增强体质，预防呼吸道感染。

3. 保持室内新鲜空气流通和适宜的湿度及温度。

总之，饮食调理只能暂时性缓解慢性咽炎的症状，如果延误治疗可能会引发急性肾炎、风湿病等全身性并发症，所以应当积极进行治疗。

第二节 扁桃体炎

扁桃体炎是腭扁桃体的非特异性炎症，有急性与慢性之分，急性者又有非化脓性与化脓性之别。急性非化脓性扁桃体炎多由病毒感染，如感冒病毒、流感病毒、副流感病毒等所致；急性化脓性扁桃体炎则因乙型溶血性链球菌、葡萄球菌、肺炎球菌所致，亦有其他厌氧菌所致者。患者以 10~30 岁居多，好发于冬春两季。急性扁桃体炎以发热、咽痛、吞咽障碍、咽部及扁桃体红肿，甚则化脓为主要特点，常伴有轻重程度不等的急性咽炎。慢性化脓性扁桃体炎多由急性扁桃体治疗不力，病程迁延、反复发作所致。

中医称腭扁桃体为喉核，称扁桃体炎为乳蛾，称急性扁桃体炎为急乳蛾，称慢性扁桃体炎为慢乳蛾。病机多为风寒犯咽、风热犯咽、热毒攻咽、湿热熏咽、阴虚邪滞、气虚邪滞、阳虚邪滞、痰浊凝结等。本病的中医辨证分型如下。

1. 风热外侵

急乳蛾初起，咽痛，轻度吞咽困难，伴发热，恶寒，咳嗽，咳痰，咽黏膜及扁桃体充血，未成脓，舌苔薄白，脉浮数。

2. 胃火炽盛

咽痛较甚，吞咽困难，身热，口渴，大便秘结，咽部及扁桃体充血红肿，上有脓点或小脓肿，舌红，苔黄，脉滑数。

3. 肺肾阴虚

咽部干燥、灼热，微痛不适，干咳少痰，手足心热，精神疲乏，或午后低热，颧赤，扁桃体暗红肿大，或有少许脓液附于表面，舌红，苔薄，脉细数。

4.脾气虚弱

咽部不适，微痒或干燥，或有异物感，咳痰色白，面色少华，声音低怯，神疲乏力，食少便溏，扁桃体肿大，充血较轻或不充血，挤压时有少许脓液，舌质淡胖，苔白润，脉细弱。

一、内服偏验方

银翘马勃汤

【组成】金银花、连翘各 15g，马勃 10g，射干、牛蒡子各 12g。

【制法用法】水煎服，每日 1 剂。

【功效主治】主治急性单纯性扁桃体炎。

玄麦甘桔汤

【组成】玄参 20g，甘草 5g，桔梗 10g，火炭母、土牛膝各 30g，麦冬、蝴蝶草各 15g。

【制法用法】水煎服，每日 1 剂。

【功效主治】润肺祛痰，利咽排脓。主治扁桃体炎。

山菊汤

【组成】山豆根 15g，菊花、甘草各 10g。

【制法用法】水煎服，每日 1 剂，小儿酌减。

【功效主治】润肺利咽，泻火解毒。主治扁桃体炎。

银蓝玄参汤

【组成】金银花、板蓝根、玄参各 30g，生石膏 20g，生大黄（后下）、黄芩各 15g，玄明粉（冲）10g，生甘草 6g。

【制法用法】水煎服，每日 1 剂。

【功效主治】清热解毒，凉血利咽。主治扁桃体炎。

菊芩山豆根汤

【组成】菊花、黄芩、山豆根各 15g，薄荷、金银花、板蓝根、大黄、桔梗、赤芍、甘草各 10g。

【制法用法】水煎服，每日 1 剂。

【功效主治】疏风清热，利咽消肿。主治扁桃体炎。

十甘汤

【组成】十大功劳 30g，甘草 20g。

【制法用法】加水 500ml，煎沸 5~10 分钟，然后加适量白糖，每剂可煎 2 次。每天 1 剂，分数次口服。

【功效主治】主治小儿急性扁桃体炎。

利咽解毒汤

【组成】金银花 30g，连翘、板蓝根、柴胡、葛根各 15g，白花蛇舌草 12g，荆芥、牛蒡子各 9g，生甘草 6g。

【制法用法】水煎服，每日 2 剂。

【功效主治】清热解毒，消肿散结，利咽。主治急性扁桃体炎。

升降散

【组成】蝉蜕、僵蚕、姜黄各 10g，酒大黄 5g。

【制法用法】水煎服，每日 1 剂，10 日为 1 个疗程。

【功效主治】宣散风热，利咽。主治急性扁桃体炎。

利咽解毒汤

【组成】金银花 30g，牛蒡子、天花粉、浙贝母、玄参各 12g，蒲公英、紫花地丁、生地黄各 15g。

【制法用法】水煎服，每日 1 剂，服用 3~7 日。

【功效主治】疏散风热，利咽散结，排脓消肿。主治扁桃体周围脓肿。

三黄解毒化浊汤

【组成】黄芩、黄连各 9g，大黄（后下）6g，栀子 9g，桔梗 3g，藿香、佩兰各 10g。

【制法用法】水煎服，每日 1 剂。

【功效主治】清热泻火，燥湿解毒，利咽。主治化脓性扁桃体炎。

鱼金解毒汤

【组成】鱼腥草 20g，金银花、大青叶、玄参、黄芩、赤芍、牛蒡子各 10g，甘草 5g。

【制法用法】水煎服，每日 1 剂，每日 2 次。

【功效主治】清热解毒，排脓消痈，利咽消肿。主治急性化脓性扁桃体炎。

二、外用偏验方

斑蝥蚕蝎散

【组成】斑蝥 10g，僵蚕、全蝎、乳香、没药、血竭各 5g，玄参、樟脑各 2g，冰片 1g。

【制法用法】取双侧列缺穴，先用 1 小块伤湿止痛膏，中间剪 1 小洞，贴在穴位上，然后取适量药散放在小洞上面（即列缺穴），再用 1 块伤湿止痛膏盖贴在上面即可，25 小时后取下。每日 2 次，3 天为 1 个疗程。

【功效主治】主治急慢性扁桃体炎。

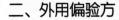

小贴士

扁桃体炎患者日常生活的注意事项

扁桃体炎在生活中是非常常见的，很多朋友都出现过扁桃体发炎的现象，严重者会影响到大家的正常生活和生活质量，因此应该在生活中做好预防工作，提高警惕，避免扁桃体发炎。扁桃体炎患者在日常生活中应注意的事项如下。

1. 少量饮酒

虽然适量饮酒对健康并无损害，但由于人与人之间的个体差异，还有一个人在平时和生病时的差异，所以很难鉴定"少量"和"多量"的界限。一般而言患扁桃体炎、喉炎时不宜饮酒。

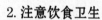

2.注意饮食卫生

俗话说："病从口入。"有许多病毒、细菌感染性疾病就是"从口入"的，如扁桃体炎。如果说吃腐败变质的食物会引起肠胃疾病，那么不小心吃了受到病毒和致病菌污染的食物很容易患扁桃体炎。

3.忌嗜食辛辣

辣味在调味品中起到重要激发食欲的作用。但是如果吃辣的东西太多，容易助长"内火"，损伤津液，造成阴虚火旺的证候，出现咽喉干燥、灼热等症状。急性扁桃体炎时多吃辣味，还容易加重炎症。

4.不能偏甜食

多食甜食容易生痰，在扁桃体炎急性发作之后咳嗽不止，大多与甜食摄入过多有关。

第三节　喉炎

喉炎是指喉部黏膜的一般性病菌感染所引起的慢性炎症，分为慢性喉炎和急性喉炎两种。慢性喉炎是指喉黏膜的非特异性慢性炎症，可波及黏膜下层及喉内肌，是耳鼻喉科的常见慢性病。临床根据病变程度可分为慢性单纯性喉炎、肥厚性喉炎、萎缩性喉炎三种。急性喉炎反复发作或迁延不愈、用嗓过度、长期吸烟、饮酒，或化学气体与粉尘的吸入，以及鼻咽部慢性炎症的蔓延、内分泌紊乱等，均可导致本病。

中医称本病为下喉痈，病机多为风热犯喉或热毒攻喉。临床表现为起病较急，多伴发热、畏寒、头痛、全身不适等。严重者偶可伴吸气时呼吸困难、喉痛剧烈、吞咽加重、影响吞咽，甚至唾液也难咽下，语声含糊，如口中含物。本病的中医辨证分型如下。

1. 肺肾阴虚

发声不扬或声嘶，讲话不能持久或后音不足，时轻时重，经久不愈，喉部干燥发痒微痛，午后夜间尤甚，干咳少痰，喉肌膜微红肿，声带增厚，闭合不良，伴口干咽燥，腰膝酸软，舌红，脉细数。

2. 肺脾气虚

声音嘶哑，缠绵不愈，午前或劳累时尤甚，语言乏力，不能持久，查喉部淡红或淡白，声带增厚或松弛乏力，闭合不良。

3. 痰瘀气滞

声音嘶哑，经久不愈，喉部痰堵塞，查声带喉门暗红增厚，可伴小结、息肉，胸胁闷胀，舌暗红，苔白，脉细或缓。

一、内服偏验方

桑射汤

【组成】金银花15g，炙桑叶、木蝴蝶、射干、蝉蜕、赤芍、杏仁、甘草各9g，桔梗6g。

【制法用法】水煎服，每日1剂，分2次服。

【功效主治】疏散风热，清肺利咽。主治急性喉炎。

青蒿胖大海汤

【组成】青蒿 60g，胖大海 6g。

【制法用法】水煎服，每日 1 剂。

【功效主治】清热润肺，利咽解毒。主治急性喉炎。

木蝴蝶汤

【组成】木蝴蝶、生地黄各 15g，金银花、牛蒡子、诃子各 12g，胖大海 9g，甘草 6g。

【制法用法】水煎服或开水冲泡后饮用，每日 1 剂。

【功效主治】利咽润肺，敛疮生肌。主治急性喉炎。

丹芍玄参汤

【组成】牡丹皮、赤芍、玄参各 12g，桃仁、木蝴蝶各 10g，蝉蜕、桔梗、红花各 6g，甘草 3g。

【制法用法】水煎服，每日 1 剂。

【功效主治】清热利咽，活血散瘀。主治慢性喉炎。

桔梗汤

【组成】桔梗、玄参各 20g，生地黄 15g，麦冬、半夏、厚朴、马勃、薄荷（后下）各 10g，胖大海 12g，甘草 8g。

【制法用法】水煎服，每日 1 剂，12 剂为 1 个疗程。

【功效主治】宣肺祛痰，利咽排脓。主治慢性咽喉炎。

清音升降散

【组成】蝉蜕 3~10g，白僵蚕 6g，赤芍、牡丹皮、藏青果、桔梗各 10g，川大黄 3~9g，生甘草 3~6g。

【制法用法】水煎服，每日 1 剂，餐后服用，10 日为 1 个疗程。

【功效主治】清热利咽。主治慢性喉炎。

响声汤

【组成】桃仁、红花各 15g，桔梗、当归、赤芍、枳壳、甘草各 9g，生地黄、柴胡、玄参各 12g。

【制法用法】水煎服，每日 1 剂，分两次服。

【功效主治】破血行瘀，利咽润燥。主治慢性喉炎。

化瘀祛痰汤

【组成】丹参 30g，金银花 20g，郁金、牛膝、玄参、僵蚕各 15g，枳壳、桔梗、甘草各 10g，木蝴蝶 6g。

【制法用法】水煎服，每日 1 剂，每日 1~2 次，10 剂为 1 个疗程。

【功效主治】化瘀祛痰，清热利咽。主治慢性喉炎。

开音散

【组成】诃子 12g，木蝴蝶、桔梗、射干各 9g，秋石（冲）2g，乌梅 3 枚，蝉蜕 6g，沙参 15g，甘草 3g。

【制法用法】水煎服，每日 1 剂。

【功效主治】敛肺利咽。主治喉炎。

滋阴利喉汤

【组成】生地黄、白芍各 20g，玄参、麦冬各 15g，南沙参、贝母、蝉蜕各 10g，胖大海、薄荷各 6g。

【制法用法】水煎服，每日 1 剂，分两次服。

【功效主治】清热凉血，生津润燥，利咽。主治慢性喉炎。

化痰活血汤

【组成】玄参、丹参、生牡蛎、海蛤壳、金银花各 30g，僵蚕、山慈菇、夏枯草、炮山甲、瓜蒌皮、桃仁各 10g。

【制法用法】水煎服，每日 1 剂。

【功效主治】清热凉血，滋阴降火，利咽散结。主治慢性肥厚性喉炎。

猫渐苓丹汤

【组成】猫爪草、浙贝母、茯苓、丹参各 15g，木蝴蝶、木贼、法半夏各 12g，蝉蜕、陈皮、甘草各 6g。

【制法用法】水煎服，每日 1 剂。10 日为 1 个疗程，治疗 2 个疗程。

【功效主治】化痰散结。主治慢性结节型喉炎。

栀子射干饮

【组成】栀子 12g，牡丹皮、射干、郁金、通草、竹叶、瓜蒌、连翘、浙贝母各 10g，豆豉 6g。

【制法用法】水煎服，每日 1 剂，分 3 次服。

【功效主治】清肺止咳，利咽。主治急性喉炎。

上焦宣痹汤

【组成】枇杷叶、郁金各 15g，射干 12g，淡豆豉 9g，通草 6g。

【制法用法】水煎服，每日1剂，10日为1个疗程。

【功效主治】润肺利咽。主治慢性喉炎。

马勃利咽汤

【组成】马勃、射干、牛蒡子、蝉蜕、桔梗、郁金、合欢皮各等份。

【制法用法】水煎服，每日1剂，每天1次。5日为1个疗程，用1~2个疗程。

【功效主治】清肺利咽，解毒。主治急慢性咽喉炎。

二、外用偏验方

清利熏咽剂

【组成】金银花10g，桑叶、陈皮、杏仁各6g，蝉蜕3g。

【制法用法】水煎后将口对准药杯，用中药热气熏蒸咽喉，每次15~20分钟，中间加热1次，熏蒸完毕，取汁温服。服药2次，3天为1个疗程。每日1剂熏咽。

【功效主治】疏散风热，清肺利咽。主治急性喉炎。

桔梗黄芩汤

【组成】桔梗、黄芩各30g，马勃15g，甘草20g。若阴虚肺燥，干咳少痰，舌红少津，脉细，加麦冬、云参各30g，生地黄50g。

【制法用法】水煎服，每日1剂，每日2次。煎药液蒸气吸入，每次20分钟。12剂为1个疗程，最多3个疗程。儿童剂量减半。

【功效主治】宣肺祛痰，利咽排脓。主治慢性喉炎。

小贴士

慢性喉炎患者饮食的注意事项

慢性喉炎的致病病因复杂，但外因主要可归究于生活习惯、饮食习惯、环境因素等三方面。内因则包括自身健康状况、相关疾病的治疗情况等。所以对于慢性喉炎患者来讲，如果不能及时注意和纠正生活中的一些不良习惯和细节，将使病情不断加重并严重影响治疗效果。患者在日常生活中应注意以下几个方面。

1. 饮食习惯

坚决摒弃一些不良饮食习惯，戒烟、戒酒，不吃刺激性食物，少食油炸、腌制食物。多吃一些新鲜的水果、蔬菜，尤其多吃一些富含维生素的水果，如猕猴桃、无花果等，多吃西瓜则可以清热、利咽、止渴。

2. 生活习惯

因为经常熬夜会打破原有的生活规律，使内分泌失调，脏腑功能紊乱，肠胃的消化功能降低，所以每天必须保持足够的睡眠。饮食也要做适当地调整，并随时保持口腔的清洁，做到早晚刷牙，饭后漱口，平时多饮水，若有一些口腔内的炎症要及时治疗。冬天或者是冷暖交替的季节，要注意保暖。夫妻生活不要过度，否则容易引起肾、脾的虚火旺炽而致使脏腑功能失调，浊气上蒸。

3. 环境因素

对于慢性喉炎患者来说，不要长时间呆在空调开启的房间，卧室要保持经常通风。对于装饰不久的新居，要尽量推迟入住时间，同时每天最大程度地保持通风换气，以减少新居中化学气体的含量。要尽量避免在有化学气体或粉尘含量较大的环境中工作，做好这方面的自我保护。

第四节　声带疾病

声带疾病包括声带小结、声带息肉、声带肥厚、声带黏膜下出血、顽固性音哑、失音等。其中声带小结，多发生于声带游离缘前 1/3 与中 1/3 交界处，以青年女性多见。其与喉的慢性炎症关系密切，以及与用嗓过度、发声不当或变态反应等有关。

本病根据病程新久在中医学中属急、慢喉暗范畴，中医辨证分型如下。

1. 痰湿型

主要表现为声音嘶哑，病程较短，喉中有痰，咳之不畅。声带小结呈透明白色、质软，整个声带可出现肥厚水肿。

2. 邪热型

主要表现为声音嘶哑，病程短，可伴感冒、咳嗽，有咽痛史。声带小结呈鲜红色，表面光亮不透明，基底清楚，可出现整个声带的充血水肿。

3. 气滞型

主要表现为声音嘶哑，病程较长，可伴咽喉干燥，喉中有异物感。声带小结呈米粒样白色，不透明，质较硬。

4. 湿热型

主要表现为声音嘶哑，程度较重，病程较长，声带小结呈黄白色，不透明，质较软，与声带交界处黄白分明。

一、内服偏验方

活血化瘀汤

【组成】丹参 20g，赤芍、当归、泽泻、茯苓各 12g，陈皮、桔梗各 10g，海藻 15g。

【制法用法】水煎服，每日 1 剂。10 日为 1 个疗程，用 1~5 个疗程。

【功效主治】祛瘀止痛，消肿散结。主治声带小结。

贝蒌开音汤

【组成】川贝母、瓜蒌仁、赤芍、牡丹皮、泽兰、海浮石各 10g，生甘草 6g，蝉蜕 4.5g，木蝴蝶 1.5g。

【制法用法】水煎服，每日 1 剂，分 2 次服。

【功效主治】清热润肺，化痰止咳，散结消肿。主治声带小结。

玄丹白茅根汤

【组成】玄参、牡丹皮、白茅根、桃仁、山芝麻各 12g，桔梗 10g，甘草、千张纸、蝉蜕各 6g。

【制法用法】水煎服，每日 1 剂，6~9 日为 1 个疗程。

【功效主治】清热凉血，滋阴降火，解毒散结。主治声带小结。

启音汤

【组成】浙贝母、金银花、射干、麦冬各 10g，夏枯草、枇杷叶、桔梗、蝉蜕各 6g，天花粉 12g。

【制法用法】水煎服，每日 1 剂。

【功效主治】清热化痰，降气止咳，散结消肿。主治声带小结。

蒲公英桔甘汤

【组成】蒲公英 15g，桔梗、生甘草、桃仁、生地黄、红花各 10g，射干 5g，川芎 7g。

【制法用法】水煎服，每日 1 剂，分 2 次服。

【功效主治】清热解毒，消痈散结。主治声带小结。

芍丹开音汤

【组成】赤芍、牡丹皮、泽兰、川贝母、瓜蒌仁、海浮石各 10g，生甘草 6g，蝉蜕 4.5g，木蝴蝶 1.5g。

【制法用法】水煎服，每日 1 剂，分 2 次服。

【功效主治】清热凉血，活血祛瘀。主治声带小结。

散结复音汤

【组成】干姜、茯苓、焦三仙各 15g，桂枝、当归各 12g，白术、炙甘草各 10g，炙僵蚕 9g，制乳香、制没药各 5g。

【制法用法】水煎服，每日1剂，餐前服。

【功效主治】温中散寒，温肺化饮，散结消肿。主治声带小结。

天龙饮

【组成】天名精、龙须草、龙葵、石龙芮、白英、枸杞子、生地黄、熟地黄、白芍、党参各9g。

【制法用法】水煎服，每日1剂，分2次服，2个月为1个疗程。忌食油腻、生冷、肥甘之品。

【功效主治】主治声带息肉与小结。

散结开音汤

【组成】桔梗、生甘草、蝉蜕、昆布、浙贝母、玄参、生牡蛎各等份。

【制法用法】水煎服，每日1剂。

【功效主治】消痰软坚，消肿散结。主治声带息肉。

桔甘蝉蜕汤

【组成】桔梗、生甘草、蝉蜕、昆布、浙贝母、玄参、生牡蛎各适量。

【制法用法】水煎服，每日1剂，分2次服。

【功效主治】宣肺祛痰，利咽排脓。主治声带息肉。

丹玄白茅根汤

【组成】牡丹皮、玄参、白茅根、桃仁、山芝麻各12g，桔梗10g，甘草、千张纸、蝉蜕各6g。

【制法用法】水煎服，每日 1 剂，6~9 日为 1 个疗程。

【功效主治】清热凉血，滋阴降火，解毒散结。主治声带息肉。

龙牡棱莪汤

【组成】龙骨、牡蛎各 30g，三棱、莪术、金银花、连翘各 10g，玄参、木蝴蝶、黄芩、甘草各 10g。

【制法用法】水煎服，每日 1 剂。

【功效主治】破血行瘀，生肌敛疮。主治声带息肉。

会厌逐瘀汤

【组成】桃仁、桔梗、枳壳、当归各 10g，红花、赤芍、生地黄、玄参各 12g，柴胡、生甘草各 6g。

【制法用法】水煎服，每日 1 剂。

【功效主治】宣肺祛痰，利咽排脓。主治慢喉喑。

芍药麦冬汤

【组成】牡丹皮 15g，生地黄 12g，沙参 12g，麦冬、白芍 10g，杏仁、桑叶、甘草各 5g。

【制法用法】水煎 2 次，每日 1 剂，分 3 次服。

【功效主治】清热凉血，生津润燥，止血。主治声带黏膜下出血。

丹参泽兰饮

【组成】丹参 15g，泽兰叶、赤芍、生地黄、炒牛蒡子各 12g，川芎、川牛膝各 9g，桔梗、绿萼梅、红花、蝉蜕各 6g。

【制法用法】水煎 2 次，每日 1 剂，分 3 次服。

【功效主治】主治声带黏膜下出血。

响声汤

【组成】桃仁、红花各 15g，桔梗、当归、赤芍、枳壳、甘草各 9g，生地黄、柴胡、玄参各 12g。

【制法用法】水煎服，每日 1 剂，分 2 次服。

【功效主治】活血祛瘀，开音散结。主治失音。

丹归三棱汤

【组成】丹参 12g，当归、京三棱、海浮石、土鳖虫、桔梗、生甘草、红花各 10g，川芎 7g。

【制法用法】水煎服，每日 1 剂。

【功效主治】主治声带疾病。

二、外用偏验方

沙参象贝汤

【组成】南沙参、浙贝母（象贝母）各 15g，玄参、赤芍各 12g，桔梗、僵蚕、射干、胖大海、山慈菇各 10g，炮山甲（先煎）10g。

【制法用法】水煎蒸气吸入，每日 1 剂，每日 2 次，每次 20 分钟，30 日为 1 个疗程。

【功效主治】养阴润肺，利咽祛痰。主治声带疾病。

漱口液

【组成】防风、野菊花、甘草等。

【制法用法】每日 30ml，漱口，每次 3 分钟。

【功效主治】主治声带疾病。

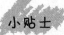

小贴士

声带小结患者日常生活应注意的事项

1. 不要用嗓过度。用嗓过度是指滥用超过本人能力范围的嗓音(用声)，每人的发声能力有音高(声音频率范围)、音强(声带张力)、音时(发音、用声的时间)三个方面，超过此范围将发生声带病变。

2. 改变不良的生活习惯。如烟、酒、辣椒嗜好以及渴后冷饮，此类习惯对喉部不利，因此要尽量改变。

3. 感冒时要注意声音休息。尤其是感冒出现声嘶后，或者已经诊断为喉炎时。

4. 职业用声者在练声时要注意喉肌需得到有规律地休息。因声嘶常在喉肌疲劳情况下发生，喉肌疲劳一般较难恢复。

第四章 口舌疾病

第一节 口干燥症

口干燥症是口腔内唾液缺乏所引起的一种疾病，在临床上并不少见，尤其是老年人发病率更高。患者由于唾液分泌减少，感到口腔干燥，有异物感、烧灼感，在咀嚼食物，特别是较干燥的食物时，不能形成食团而影响吞咽。由于唾液分泌量少，对牙齿和口腔黏膜的冲刷作用也小，使口腔自洁作用变差，因而口干燥症患者的患龋率较高。多数患者的味觉也受到影响，不能有效地刺激食欲，而且会影响整个消化系统的功能。本病的中医辨证分型如下。

1. 湿热郁蒸

夜间口干，口腻，口苦，不欲饮，或饮而不多，白天亦然，胸脘痞闷，纳呆，泛恶干呕，肢体倦怠，大便秘或溏而不爽，舌苔黄腻，脉濡数。

2.阴虚火旺

口干咽燥，夜间尤甚，虚烦失眠，头目眩晕，手足心热，或潮热，舌红苔少或光红无苔，脉沉细数。

3.瘀血内郁

咽燥口干，但不欲饮，白天不干，伴午后或夜间发热，或身有痛处，甚者肌肤甲错，舌红瘀点瘀斑，舌底静脉瘀暗，脉沉细涩。

一、内服偏验方

甘草丸

【组成】甘草、人参、半夏、生姜、乌梅肉各 15g，枣膏 25g。

【制法用法】诸药为末，炼蜜丸如弹子大。每日 3 次。

【功效主治】益气补中，润肺生津，泻火解毒。主治口中热干。

寒水石丸

【组成】寒水石 90g，甘草（炙微赤，锉）、人参（去芦头）、乌梅肉（微炒）、栝楼根各 9g，麦门冬（去心，焙）45g。

【制法用法】诸药为末，炼蜜丸如弹子大。每服含 1 丸，咽津。

【功效主治】益气补中，润肺生津。主治治口舌干燥，烦热。

干枣杏仁丸

【组成】干枣肉（焙）、杏仁（去皮尖，研）、乌梅肉（焙）、甘草（炙，锉）各30g。

【制法用法】诸药为末，炼蜜丸如弹子大。每服1丸，不拘时候，含化。

【功效主治】补脾胃，益气血，生津止渴。主治口舌干燥。

含化丸

【组成】石膏（细研，水飞过）、寒水石（研如面）、白蜜各24g。

【制法用法】诸药以水80ml，煎取30ml，以绵滤过，入蜜同煎令稠，丸如芡实大。常含1丸，咽津。

【功效主治】解肌清热，除烦止渴。主治上焦烦热，口舌干燥。

柴胡散

【组成】柴胡（去苗）30g，地骨皮、赤茯苓（去黑皮）、枳壳（去瓤，麸炒）、旋覆花各15g。

【制法用法】诸药共为散。每日3次，每服6g，生姜汤调下，不拘时。

【功效主治】和解表里，疏肝升阳，生津止渴。主治口舌干燥。

茯苓汤

【组成】白茯苓（去黑皮）、大黄（锉，炒）、升麻、麦门冬（去心，焙）、远志（去心）、人参、葛根（炙，锉）、甘草（锉）各15g。

【制法用法】诸药粗捣筛，加水200ml，煎至140ml，去滓。温服，不拘时。

【功效主治】健脾和胃，生津润燥。主治心热舌干，烦躁。

栝楼根汤

【组成】栝楼根、石膏（碎）各 60g，赤石脂、白石脂各 15g，泽泻 0.9g。

【制法用法】诸药粗捣筛，加水 200ml，煎至 100ml，去滓，入胡粉 1.5g。分 2 次服，不拘时。

【功效主治】清热涤痰，宽胸散结，生津润燥。主治口干渴燥。

杏仁煎

【组成】杏仁（去皮尖，研）、甘草（炙，锉为末）各 15g，枣（去皮核）30 枚，生姜汁 100ml，蜜 200ml。

【制法用法】先下姜汁与蜜，煎令烊，后入药，煎赤色如膏。每取 1 丸如枣核大，含化 1 枚，日服 4~5 丸。

【功效主治】清热生津。主治口舌焦干。

麦门冬汁方

【组成】麦门冬汁 600ml，蜜 400ml，枣肉 30 枚。

【制法用法】诸药相和，入蒸笼中，蒸 1 小时取出。每服 100ml，以蜜 600ml 和，不拘时任意服，含咽津。

【功效主治】润肺止渴，降逆下气。主治虚劳口干。

石膏方

【组成】石膏（碎）240g，蜜 480g。

【制法用法】上 2 味以水 600ml，煮石膏取 400ml。纳蜜煮取 800ml，去滓，含如枣核大，含咽津。

【功效主治】解肌清热，除烦止渴。主治口干。

羊脂醋渍方

【组成】山羊脂、猪脂如鸡蛋大。

【制法用法】以 500ml 醋浸渍 1 宿，取汁，含咽津。

【功效主治】主治口干。

羊脂醇酒方

【组成】猪脂如鸡蛋大，枣 7 枚（擘开）。

【制法用法】以醇酒 400ml 浸渍 7 日，吃枣，含咽津。

【功效主治】主治虚劳口干。

二、外用偏验方

沉香散

【组成】沉香、升麻、白芷、藁本（去苗土）、细辛（去苗叶）、丁香各 15g，寒水石（研）60g。

【制法用法】诸药为散，每日早取柳枝，咬枝头令软，蘸药揩齿，温水漱口。

【功效主治】主治口干渴燥。

七宝散

【组成】钟乳、丹砂、海水沫、白石英、珍珠末、冰片、珊瑚各 3g。

【制法用法】诸药为散，再研细末。每日早取柳枝，咬枝头令软，蘸药揩齿，温水漱口。

【功效主治】主治口干渴燥。

小贴士

口干燥症患者饮食的注意事项

口干燥症虽不算大病，但原因极为复杂。病理性口干燥症主要是原发病变表现的口腔干燥，如干燥综合征是由皮肤、眼、口腔干燥且合并关节炎或其他结缔组织病症的慢性病；糖尿病、感冒鼻塞、肺结核、贫血和甲状腺功能亢进等都有明显口干表现，这些必须首先对原发性疾病进行治疗效果才好。生理性口干燥症多见于中老年人，是由于唾液稀少或缺乏而引起口干舌燥，因为口腔腺体萎缩，唾液分泌减少所致。所以应因人而异采用相应的口干燥症饮食方法。

口干燥症饮食原则上宜干稀结合，尽量多喝汤汤水水，不宜过咸，从而减少口干，避免辛辣及油腻。平时多吃酸味的新鲜水果，如山楂、话梅、杏、猕猴桃、草莓等，这些都含丰富的粗纤维，食用时充分咀嚼可有效刺激唾液的分泌，但有胃病或胃酸过多者慎食。另外，吃完枣后将枣核含在嘴里，也可促进唾液分泌。

第二节 口臭

口臭亦称口腔异味，是指口腔内发出不良气味。贪食辛辣食物、暴饮暴食、疲劳过度、感邪热、虚火郁结，或某些口腔疾病，如口腔溃疡、龋齿，以及消化系统疾病都可以引起口气不清爽。急慢性胃炎、十二指肠溃疡、肝炎、肺结核、糖尿病、癌症患者、接受化疗者亦会产生强烈口臭。

中医学认为引发口臭的主要原因是胃热、胃阴虚，其中由胃热者居多，常伴便秘、胃痛、消化不良、烦躁等症状。体质强壮、神清气爽、口舌生香是人体正常脏腑功能活动的外在表现，反之则可能是病态的现象。正如清代《杂病源流犀烛》记载："虚火郁热，蕴于胸胃之间则口臭，或劳心味厚之人亦口臭，或肺为火灼口臭。"口臭中医辨证分型如下。

1. 胃热上蒸

口臭，口渴饮冷、口舌生疮糜烂、牙龈赤烂肿痛、大便干结，小便短黄，舌红，苔黄腻，脉滑数。

2. 痰热壅肺

口气腥臭，胸痛胸闷，咳嗽痰黄黏稠，大便干结，小便短黄，舌红，苔黄腻，脉滑数。

3. 肠胃食积

口中酸臭，脘腹胀满，嗳气吞酸，大便溏薄或泻下不爽，小便短少，舌淡，苔厚浊腻，脉滑。

一、内服偏验方

甘草丁香丸

【组成】甘草 90g，丁香 15g，川芎 30g，细辛、桂心各 45g。

【制法用法】诸药为末，炼蜜丸如弹子大，睡前服 2 丸。

【功效主治】泻火解毒。主治口气臭秽。

松根皮丸

【组成】松根皮、甘草（炙，锉）、瓜子仁（微炒）各 30g。

【制法用法】诸药为末，煮枣肉和丸，如梧桐子大。每次服 20 丸。

【功效主治】泻火解毒。主治口臭秽。

枣肉方

【组成】枣肉 24g，川芎、白芷、橘皮、桂心各 12g。

【制法用法】诸药为末，以枣肉为丸，干则加蜜和丸，如大豆。早晨空腹服 10 丸。

【功效主治】补脾胃，益气血。主治口臭。

川芎白芷方

【组成】川芎、白芷、陈橘皮（汤浸，去白瓤，焙）、桂心各 30g。

【制法用法】诸药为末，以枣肉兼入炼蜜和丸，如梧桐子大。每于饭前，以温水送服 20 丸。

【功效主治】健脾调中，燥湿清热。主治口臭。

干甜瓠子方

【组成】干甜瓠子适量。

【制法用法】捣罗为末，炼蜜和丸，如半枣大。每日空腹漱净口后含 1 丸，兼取少许涂在齿龈上。

【功效主治】清热解毒。主治口臭及唇齿肿痛。

香附子丸

【组成】香附子适量（炒，去毛）。

【制法用法】研为细末，每于早晚取少许涂于牙上。

【功效主治】主治口臭。

丁香丸

【组成】丁香 9g，甘草（炙）3g，川芎 6g，白芷（不见火）1.5g。

【制法用法】诸药为细末，炼蜜为丸，如弹子大。绵裹 1 丸含，咽津。

【功效主治】主治口臭。

川芎白芷散

【组成】川芎、白芷各 30g，甘草（炙，锉）0.9g，肉桂（去粗皮）、杜蘅各 15g，当归（切，焙）0.9g。

【制法用法】诸药为散，食前暖酒调下，每日 2 次，连服 30 日。

【功效主治】祛风除湿，通窍，消肿排脓。主治虚寒口臭。

细辛甘草散

【组成】细辛、甘草（炙，锉）、桂心各 30g。

【制法用法】诸药为细散。每服不拘时，以热水调下 3g。

【功效主治】主治口臭。

川芎甘草散

【组成】川芎 37.5g，甘草 22.5g，白芷 30g。

【制法用法】上 3 味捣筛，炼蜜丸如弹子大，每日 3 次。

【功效主治】行气活血，祛风燥湿。主治口臭。

瓜子仁方

【组成】瓜子仁、川芎，藁本、当归、杜蘅各7.5g，细辛15g，防风60g。

【制法用法】诸药捣筛，饭后服3g，每日3次。

【功效主治】行气开郁，祛风燥湿，活血。主治口臭。

橘皮方

【组成】橘皮25g，桂心22.5g，木兰皮30g，大枣20枚。

【制法用法】诸药研筛，亦可以枣肉和丸，如梧桐子大。酒调服1g，每日3次，或服20丸，稍加至30丸，久服身香。

【功效主治】健脾调中，燥湿。主治口臭。

木兰皮方

【组成】木兰皮、桂心、沉香各30g，川芎45g，陈橘皮（汤浸，去白瓤，焙）15g。

【制法用法】诸药为细散，每于饭前，以暖酒调下3g。

【功效主治】主治口臭。

松根白皮方

【组成】松根白皮、大枣、瓜子仁各等份。

【制法用法】上3味研筛，以酒调服1g，每日2次。

【功效主治】主治口臭。

香白芷方

【组成】香白芷 21g，甘草 15g。

【制法用法】上 2 味为细末，饭后以井花水调下 3g。

【功效主治】祛风除湿，通窍，消肿排脓。主治口臭。

芎芷膏

【组成】香白芷、川芎各等份。

【制法用法】上 2 味为细末，炼蜜为丸，睡前含化 1 丸。

【功效主治】祛风除湿，通窍，消肿排脓。主治口气热臭。

蜀椒桂心方

【组成】蜀椒、桂心各等份。

【制法用法】上 2 味为末，每日 2~3 次，酒调服 3g。

【功效主治】主治口臭。

桂心方

【组成】桂心、甘草、细辛、橘皮各等份。

【制法用法】诸药捣筛，以酒调服 3g。

【功效主治】主治口臭。

梁济民膏

【组成】桑白皮 6g，地骨皮、炙甘草各 4.5g、桔梗 3g，知母、黄芩各 1.5g，麦门冬 15g，五味子 20 个。

【制法用法】诸药以水 400ml，煎至 200ml，去滓。每日 3 次，饭后温服。

【功效主治】主治因劳心过度，肺气有伤，以致口中气出腥臭。

地骨皮方

【组成】地骨皮、桑白皮、生黄芪、山栀子、马兜铃各等份。

【制法用法】诸药加甘草水煎，食后含咽津。

【功效主治】泻肺火，凉血。主治肺热口臭，口中如胶，舌干。

川芎方

【组成】川芎适量。

【制法用法】锉小块子，含化咽津。

【功效主治】主治脏腑蕴热上冲，发为口臭。

二、外用偏验方

升麻细辛散

【组成】川升麻45g，细辛、藁本、防风（去芦头）、川芎、甘草（炙，锉）各15g。

【制法用法】诸药为末，每用少许敷齿龈上。

【功效主治】升阳发表，祛风解毒。主治口臭。

细辛鸡舌香散

【组成】细辛（去苗叶）、鸡舌香各0.3g，菖蒲0.9g，干姜（炮制）、枣肉（焙干）各15g。

【制法用法】诸药为末，每用1.5g，绵裹如杏仁大，含咽津，每日3次。

【功效主治】散寒祛风，温肺化饮，通窍。主治口臭。

丁香散

【组成】丁香（研）20 枚，白矾（烧灰）、香附子各 0.9g。

【制法用法】上 3 味为散，先揩齿，再以散 3g 敷于齿上。

【功效主治】主治口臭。

香薷方

【组成】香薷 60g。

【制法用法】以水 500ml 煎取 300ml，含漱。

【功效主治】和中胜湿，行水消肿。主治口臭。

细辛汁方

【组成】细辛适量。

【制法用法】浓煎，含漱。

【功效主治】散寒祛风，温肺化饮，通窍。主治口臭。

井花水方

【组成】井花水 60ml。

【制法用法】含漱。

【功效主治】主治口臭。

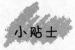

小贴士

消除及预防口臭的方法

掌握以下方法不仅可以帮助我们消除口臭，还能预防

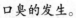

口臭的发生。

1.找到口臭的根本原因。如口腔中有牙周病,特别是慢性牙周病形成盲袋,产生了慢性溢脓而发出臭味,此时一定要尽早治愈牙周病,消除盲袋,口臭问题才会消失。

2.口腔中发生了急性炎症,如急性牙周脓肿、第三磨牙冠周炎等,口腔中均有一些急性炎性分泌物,也会发生口臭,此时治疗原发病,口臭自然消除。

3.口腔中有龋齿、残冠,食物碎屑附着,在细菌作用下,食物残渣发酵后会产生口臭。只要将龋齿、残冠或残根治疗后,口臭就会消失。

4.如果存在消化不良或消化道返流性问题者,可将胃内存留食物所产生的气味从口中呼出,是诱发口臭的重要因素,那么这时只要将消化道疾病治愈就会消除口臭。

5.要注意口腔卫生,做到早晚(睡前)刷牙及饭后漱口,消除口腔内的食物残渣,就可防止口臭的发生。

6.不要长期使用一种牙膏,常用一种牙膏对牙齿不利。此外,建议长期熬夜者备一瓶漱口水,以及时清理口腔细菌,并多使用口气清新剂。

7.保持正常的起居生活。如少吃零食,多吃蔬菜、水果和清淡易消化的食物,及多喝水、保持运动等,如此大部分的口臭现象都可以消失。

8.使用无糖型口香糖救急。咀嚼口香糖有助于清除牙缝间的食物残渣和牙面上的软垢,也是一种防治口臭的方法。

9.体质较弱的女性宜补充维生素 B$_6$ 和微量元素锌。这类女性因缺乏维生素 B$_6$ 和微量元素锌，建议多吃瘦肉、鱼、蛋、肝、血、贝类、核桃和花生等食物。

第三节　重舌

重舌又名子舌、重舌风、莲花舌。症见舌下血脉肿胀，状似舌下又生小舌，或红或紫，或连贯而生，状如莲花，饮食难下，言语不清，口流清涎，日久溃腐。多由心脾湿热，复感风邪，邪气相搏，循经上结于舌而成。中医认为，有热则血气俱盛，其状附舌下近舌根处，遂令舌下血脉胀起如小舌状，故谓之重舌。

一、内服偏验方

牛黄散

【组成】牛黄（研）、人参、大黄（锉，炒）、甘草（炙）各 15g，白茯苓（去黑皮）0.9g，当归（切，焙）、丹砂（研）各 0.3g，冰片（研）各 15g。

【制法用法】诸药为细散。每服 1.5g，温水调下，甚者加至 3g，饭后服用。

【功效主治】清心凉肝，豁痰开窍，清热解毒。主治重舌。

猪乳方

【组成】驴乳 400ml，猪乳 400ml。

【制法用法】上2味相和，煎至200ml，不拘时候服。

【功效主治】主治重舌，口中涎出。

簸箕舌方

【组成】簸箕舌。

【制法用法】烧为灰，细研。用时以温酒调下3g。

【功效主治】主治重舌，口中涎出。

二、外用偏验方

杏仁膏

【组成】升麻、杏仁（去皮尖）、甘草（炙）各30g，黑豆（去皮）50粒。

【制法用法】上4味为细末，入白蜜150g，生地黄汁400ml，慢火熬成膏。含1丸咽津，若舌上生苔，立用姜蘸冷水搽洗。

【功效主治】升阳，清热解毒。主治口舌热干，或舌上生苔，语言不真。

干姜蒲黄散

【组成】干姜、蒲黄各等份。

【制法用法】研末，干搽即愈。每日2次。

【功效主治】温中散寒，活络通脉，温肺化饮。主治重舌，或不能言。

皂角朴硝方

【组成】皂角、朴硝各适量。

【制法用法】皂角刺烧灰为末，朴硝少许细研为末。先以手蘸水涂口内，并舌上下，将药掺在舌上下，至涎出。

【功效主治】消毒透脓。主治重舌。

竹沥方

【组成】竹沥、黄柏各适量。

【制法用法】用竹沥渍黄柏随时点舌上，每日数次。

【功效主治】开郁结，化痰清火。主治重舌。

五灵脂方

【组成】五灵脂30g。

【制法用法】去砂石，研为细末，用米醋200ml煎，随时含漱。

【功效主治】活血化瘀，消积解毒。主治重舌。

伏龙肝方

【组成】伏龙肝适量。

【制法用法】研如粉，以牛蒡汁调敷。每日1次，敷于患处。

【功效主治】主治重舌、木舌。

蜂房方

【组成】蜂房适量。

【制法用法】烧灰细研，以酒调和，敷于喉下。

【功效主治】主治重舌，口中涎出。

地鳖方

【组成】土鳖虫、薄荷各适量。

【制法用法】研汁绵包，每日 1 次，捻于舌下肿处。

【功效主治】破瘀血，清热消肿。主治重舌，肿起舌下。

第四节　舌肿

舌肿是指舌体肿大，或兼木硬、疼痛，甚至肿大满口而妨碍饮食、言语及呼吸的病症。本症《诸病源候论》名以"舌肿强"，《千金方》称"舌胀"，宋以后则将舌肿而木硬不舒者专名为"木舌""木舌胀""木舌风"等。本病中医辨证分型如下。

1. 外感风寒

舌头肿痛，恶寒发热，周身肌肉疼痛，口中乏味，不思饮食，腹中冷痛泄泻，心中悸动不安，言语不清，脉浮紧。

2. 心经积热

常呈暴肿，舌体胀大满口，色红疼痛，甚则不能饮食言语，面色红赤，心中烦躁，坐卧不宁，夜寐不安，小便短黄，口苦。脉数，左寸洪大。

3. 心脾壅热

舌体赤色，肿大满口，心情焦躁，手心与肌肤灼热，喜凉爽而不多饮水，怠惰乏力，小便短赤，大便秘结，脉滑数。

4. 脾虚寒湿

舌体肿大，边有齿痕，舌色暗淡，面色㿠白，肢体沉重，怠惰乏力，腹中胀满，食后益甚，不欲饮水，小便清长，大便溏薄，脉沉缓。

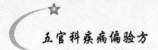

一、内服偏验方

牛黄散

【组成】牛黄(细研)、汉防己各 0.9g, 甘草(炙, 锉)、人参(去芦头)、羚羊角屑、生干地黄、牛蒡子（微炒）、桂心各 15g。

【制法用法】诸药为散, 入牛黄研令匀, 以水 300ml, 煎至 200ml, 去滓。不拘时, 每服 9g。

【功效主治】清心凉肝, 豁痰开窍, 清热解毒。主治舌肿强。

柴胡赤芍散

【组成】柴胡（去苗）、赤芍药、川升麻、栀子仁、木通（锉）各 60g, 黄芩、大青、杏仁（汤浸, 去皮尖）各 45g, 石膏 90g。

【制法用法】诸药为散, 以水 300ml, 入生姜 3 片, 煎至 200ml。食后温服, 每日 1 次, 每服 15g。

【功效主治】主治舌本强直, 口吻两边痛, 舌上有疮, 不得咽食。

二圣散

【组成】赤芍药、甘草各等份。

【制法用法】上 2 味为末, 以水 200ml, 煎至 140ml。每服 9g, 每日 1 次, 去滓温服, 含漱后咽下。

【功效主治】清热凉血, 活血祛瘀, 利咽消肿。主治舌根肿, 咽喉不利。

玄参散

【组成】玄参、升麻、大黄各21g，甘草15g。

【制法用法】诸药为末，以水200ml，煎至100ml。每日1次，每服9g，温服。

【功效主治】清热凉血，滋阴降火，消肿散结。主治心脾壅热，木舌肿胀。

飞矾散

【组成】白矾、百草霜各等份。

【制法用法】上2味为末，每日1次，热水调服。

【功效主治】祛痰燥湿，解毒消肿。主治木舌肿胀。

白茯苓汤

【组成】白茯苓(去黑皮)、牛黄(研)各0.9g，甘草(炙)、人参、羚羊角屑、白术、桂心（去粗皮）、熟干地黄（焙）各15g。

【制法用法】诸药粗捣筛，水200ml，煎至140ml，去滓。每服6g，每日3次，温服。

【功效主治】清心凉肝，豁痰开窍，清热消肿。主治治舌肿强。

射干汤

【组成】射干、木通（锉）、大黄（锉，炒）、马蔺子各45g，漏芦（去芦头）、升麻、当归（切，焙）、桂心（去粗皮）、甘草（炙）各30g。

【制法用法】诸药粗捣筛，水300ml，煎至200ml，去滓。每用 15g，日 3 次，夜 2 次。

【功效主治】清热解毒，祛痰利咽，消瘀散结。主治木舌肿强。

甘草汤

【组成】甘草。

【制法用法】不拘多少，浓煎汤，热含冷吐。

【功效主治】主治突然舌肿，满口塞喉。

二、外用偏验方

百草霜散

【组成】釜下黑末、醋或盐。

【制法用法】用釜下黑末，以醋厚敷舌下，脱去更敷。或加盐等份，沥清水涂肿处，每日 3 次。

【功效主治】主治舌肿。

蓖麻仁方

【组成】蓖麻仁 30~40 粒。

【制法用法】乳钵研细取油，涂纸上 2 幅，炭火上烧纸 1 幅，熏舌上，每日 3 次。

【功效主治】消肿拔毒，通络利窍。主治舌肿。

缩舌膏

【组成】冰片适量。

【制法用法】频敷于舌上，日 3~4 次。

【功效主治】清热消肿，开窍。主治舌肿。

白矾桂心方

【组成】白矾、桂心各适量。

【制法用法】共研细末，涂于患处。

【功效主治】祛痰燥湿，消肿解毒。主治舌强不语。

蒲黄散

【组成】蒲黄、海螵蛸各等份。

【制法用法】上 2 味研为细末，每用少许涂于舌上。

【功效主治】止血祛瘀，消肿散结。主治舌突然肿硬，或出血如涌。

紫雪丹

【组成】紫雪丹 0.3g，竹沥 20ml。

【制法用法】研紫雪丹，以竹沥和，时时抹入口中。

【功效主治】开郁结，化痰清火，理气除湿。主治木舌肿大满口。

冰片散

【组成】冰片、皂荚各 15g。

【制法用法】上 2 味为散，每用 1.5g，掺舌肿上，吐津。

【功效主治】通诸窍，散郁火，消肿止痛。主治舌强不语。

干姜半夏方

【组成】干姜、半夏（汤浸 7 遍，去滑）各等份。

【制法用法】上 2 味为细散，每用少许掺在舌上。

【功效主治】温中散寒，消肿散结，温肺化饮。主治舌暴肿。

蒲黄散膏

【组成】蒲黄、蓖麻子各适量。

【制法用法】蓖麻子捣碎，用蒲黄调成膏。敷舌上下，纸卷烧烟熏舌。

【功效主治】止血祛瘀。主治舌肿满口，不能言。

硼砂方

【组成】生姜、硼砂各适量。

【制法用法】将硼砂研细末，用薄生姜片，蘸药揩舌肿处，每日 3 次。

【功效主治】散寒祛痰，化痰消肿。主治舌肿胀。

蛇胆方

【组成】蛇胆 1 枚。

【制法用法】焙干碾为末。敷于舌上，有涎吐出。

【功效主治】祛风，清热，化痰。主治舌强不语。

蚯蚓方

【组成】蚯蚓 1 条。

【制法用法】加少许盐花化为水，涂于咽喉舌上。

【功效主治】通经活络。主治舌肿满。

朴硝方

【组成】朴硝适量。

【制法用法】研水敷咽喉外，内用成块者口含。

【功效主治】清热活血，消肿利水。主治舌肿。

苍耳叶方

【组成】苍耳叶适量。

【制法用法】放于舌下，至有涎出，每日2次。

【功效主治】消肿，开诸窍，祛风湿。主治舌肿。

釜下墨烟方

【组成】釜下墨烟、盐各适量。

【制法用法】以酒或米醋调匀，涂舌上。

【功效主治】消肿止痛。主治舌肿破。

如神散

【组成】露蜂房、椒末、青盐（另研为末）各3g。

【制法用法】上3味炒和匀，用水300ml，煎至160ml，去滓。热漱冷吐，药尽为度。

【功效主治】攻毒消肿，祛风散结。主治舌肿强及龈肿不消。

䗪虫散

【组成】土鳖虫（炙）5枚，盐15g。

【制法用法】上2味细研为散，以水400ml，煎至10余沸，去滓。热含冷吐。

【功效主治】破血逐瘀，化瘀去积，舒通经络。主治舌肿满口，不得言语。

半夏酒

【组成】半夏 12 枚。

【制法用法】以苦酒 300ml，煮取 200ml。稍稍漱口，热含冷吐。

【功效主治】燥湿化痰，消痞散结。主治舌肿满口。

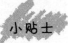

小贴士

口舌生疮的预防方法和注意事项

口舌生疮的预防方法包括以下几个方面。

1. 注意口腔卫生，避免损伤口腔黏膜，忌辛辣性食物和局部刺激。

2. 保持心情舒畅，乐观开朗，避免遇事着急。

3. 保证充足的睡眠时间，避免过度疲劳。

4. 注意生活规律性和营养均衡性，养成一定的排便习惯，防止便秘。

若已患口舌生疮，需要注意的事项如下。

1. 反复发作者，常因体质问题，也许是免疫功能不良，故患者宜从改善体质的根本上着手。

2. 饮食有节，多食蔬菜、水果，忌食煎炸烘烤食品。

3. 起居有规，劳逸有度，减少房事。

4. 保持心平静气，对事与人切勿情绪高亢激动。用心过劳，操劳失常，均会引发火亢盛而致口腔溃疡。

5. 保持大便通畅。

6.口部疱疮可用维生素C支持疗法，因维生素C具有抗坏血病作用，能促进创口愈合。但注意不可同时用维生素B_2，而且有溃疡者慎用。

7.溃疡创口边缘不整齐，面积大于 $1cm^2$，创面有小粟粒或者表面乳头样突起，如菜花状，手摸底部有硬块者，不宜在家自行治疗，应立即去医院检查治疗。

第五章　牙齿疾病

第一节　龋齿

龋病是一种由口腔中多种因素复合作用所导致的牙齿硬组织进行性病损，表现为无机质的脱矿和有机质的分解，并且随着病程的发展而有一色泽变化到形成实质性病损的演变过程。其特点是发病率高，分布广。一般平均龋患率可在 50% 左右，是口腔主要的常见病之一，也是人类最普遍的疾病之一。世界卫生组织已将其与癌肿和心血管疾病并列为人类三大重点防治疾病。

龋齿发病开始在牙冠，如不及时治疗，病变继续发展，形成龋洞，终至牙冠完全破坏消失。未经治疗的龋洞是不会自行愈合的，其发展的最终结果是牙齿丧失。龋齿是细菌性疾病，因此它可以继发牙髓炎和根尖周炎，甚至能引起牙槽骨和颌骨炎症。龋齿的中医辨证分型如下。

1. 胃腑实热

牙齿上形成龋洞，遇冷、热、酸、甜等刺激时疼痛，甚则痛不可忍。伴牙龈红肿疼痛，口渴而有臭气，小便短赤，大便秘结，舌红苔黄腻，脉滑数。

2. 肾阴亏虚

牙齿上形成龋洞，表面污黑，牙齿隐痛。伴头晕眼花，腰膝酸软，或耳鸣，口渴不欲饮，五心烦热，舌红少苔而干，脉细数。

一、含漱偏验方

柳枝防风汤

【组成】柳枝（锉）、防风（去芦头）、地骨皮、细辛、生地黄（锉）、蔓荆子、杏仁（汤浸，去皮尖）各30g，盐15g。

【制法用法】诸药锉如麻豆，和匀，每用30g，水300ml，同煎至200ml，去滓。热含冷吐，每日2次。

【功效主治】祛风止痛。主治牙齿风龋，隐痛动摇，齿龈宣露。

蜀椒川芎汤

【组成】蜀椒（去目并闭口，炒出汗）、川芎、细辛（去苗叶）、升麻、莽草、防风（去叉）、黄芩（去黑心）各6g。

【制法用法】诸药捣筛，每用15g，水400ml，煎3~5沸，去滓。每日2次，热漱冷吐。

【功效主治】温中止痛，祛风除湿。主治牙齿风龋疼痛。

细辛附子汤

【组成】细辛（去苗叶）、附子（去皮脐，生用）各15g，川芎30g。

【制法用法】诸药锉如麻豆，每服 15g，水 400ml，煎 10 余沸去滓。每日 2 次，热漱冷吐。

【功效主治】散寒止痛，祛风通窍。主治牙齿龋，肿痛。

松脂皂荚汤

【组成】松脂（或松节）60g，皂荚（炙，去皮子）30g，盐 3g。

【制法用法】诸药锉，每服 15g，水 400ml，煎 5~7 沸去滓。每日 2 次，热漱冷吐。

【功效主治】排脓拔毒；祛风止痛。主治牙齿风龋疼痛。

乌头独活汤

【组成】乌头（干裂，去皮脐）、独活（去芦）、郁李仁（汤浸，去皮，一方用根）各 15g。

【制法用法】诸药锉如麻豆，每用 15g，酒 200ml，绵裹药，于酒中浸 1 宿，煎 10 余沸。每日 3 次，热漱冷吐。

【功效主治】祛风除湿，消肿止痛。主治牙齿风龋疼痛。

郁李根细辛方

【组成】郁李根白皮（切）120g，细辛、盐各 30g。

【制法用法】上药切，以水 600ml，煮取 400ml 去滓。每日 2 次，纳盐含漱。

【功效主治】行气止痛，祛风通窍。主治牙齿风龋。

柳枝大豆酒

【组成】柳枝（锉）90g，大豆 60g。

【制法用法】用瓷器盛装，清酒 400ml 浸渍。每日 2 次，连用3日，口含频吐。

【功效主治】祛风止痛，消肿。主治风龋齿。

苦参汤

【组成】苦参适量。

【制法用法】水煎，日漱3次。

【功效主治】清热燥湿。主治龋齿。

郁李根白皮方

【组成】郁李根白皮。

【制法用法】水煎。浓汁口含，冷即吐，每日2次。

【功效主治】清热行气止痛。主治龋齿。

鼠黏子方

【组成】鼠黏子120g

【制法用法】煮取500ml，滤去滓。每日2次，热含冷吐。

【功效主治】解毒消肿。主治牙齿风龋。

葫芦子方

【组成】葫芦子60g。

【制法用法】水600ml，煮取400ml去滓。每日2次，含漱即吐。

【功效主治】止痛。主治龋齿疼痛。

薏苡根方

【组成】薏苡根适量。

【制法用法】水600ml，煮取400ml。每日2次，含漱即吐。

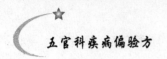

【功效主治】清热除湿止痛。主治牙齿风龋。

鸡舌香方

【组成】鸡舌香适量。

【制法用法】每日2次，含漱。

【功效主治】温中降逆，温肾助阳。主治龋齿。

松枝方

【组成】松枝适量。

【制法用法】水煎漱口，每日数次。

【功效主治】祛风，益气，收湿。主治龋齿。

二、贴敷偏验方

冰片散

【组成】冰片（研）、硇砂（研）各1.5g，细辛（去苗叶）、青黛（研）、升麻各3g。

【制法用法】诸药为散，先以针拨开虫孔处，点药于虫孔中，每日2次。

【功效主治】通诸窍，散郁火，消肿止痛。主治牙齿风龋疼痛。

白附子散

【组成】白附子（生用）、甘草、细辛、川芎、高良姜（锉）各3g。

【制法用法】诸药为散，以绵裹少许于龋齿上，有津出勿咽，每日含2次。

【功效主治】主治龋齿疼痛。

乌头丸

【组成】乌头（炮裂，去皮脐）15g，五灵脂 30g，大枣 20 枚。

【制法用法】上 2 味为末，以醋 400ml，煮大枣 20 枚，醋尽为度，取枣肉和丸如绿豆大，用绵裹 1 丸于痛处咬，勿咽津，每日含 2 次。

【功效主治】温经散寒，消肿止痛。主治牙齿龋疼痛。

皂角方

【组成】皂角（去皮）。

【制法用法】炙为末，涂齿上，勿咽津，每日 2 次。

【功效主治】消毒透脓，搜风通窍。主治龋齿。

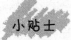

小贴士

预防龋齿日常生活的注意事项

预防龋齿日常生活的注意事项包括以下 6 点。

1. 定期检查口腔，一般 12 岁以上的人应每年检查一次。

2. 不可吃太多过于坚硬的食物，以免牙齿磨损。

3. 少吃含糖分高的食物，如糖、巧克力、饼干等。

4. 早晚刷牙，养成饭后漱口的好习惯。

5. 少吃酸性刺激食物，临睡前不吃零食。

6. 日常饮食应多摄入富含钙、无机盐等营养的食物，尽可能多食用高纤维粗糙食物。

第二节　牙周炎

牙周炎主要是由局部因素引起的牙周支持组织的慢性炎症，发病年龄以 35 岁以后较为多见。如龈炎未能及时治疗，炎症可由牙龈向深层扩散到牙周膜、牙槽骨，甚至牙骨质而发展为牙周炎。由于早期多无明显自觉症状而易被忽视，待有症状时已较严重，甚至不能保留牙齿。牙周炎中医辨证分型如下。

1. 胃火上蒸

起病较急，牙龈红肿，有少量脓性分泌物，口臭，牙齿及牙龈轻度疼痛，牙齿轻度松动。伴烦渴，喜冷饮，胃脘嘈杂，便秘，小便黄，舌质红，苔黄厚，脉洪大或滑数。

2. 肾阴亏虚

牙龈轻度红肿伴萎缩，牙根颈宣露轻重不等，牙齿松动。伴咽干，头昏耳鸣，手足心热，腰酸，睡眠差，舌质红，少苔，脉细数。

3. 气血不足

牙龈萎缩，牙根颈不同程度宣露，龈缝有微量炎性分泌物渗出，缠绵日久，时轻时重。伴面色白，畏寒倦怠，失眠多梦，食欲不振，心悸，舌质淡，苔薄白，脉沉细。

一、含漱偏验方

苦参汤

【组成】苦参（切）、桃白皮（切）、槐白皮（切）各 30g。

【制法用法】上 3 味捣筛，每用 15g，以水 400ml，煎 10 余沸去滓。每日 3~5 次，热含冷吐。

【功效主治】清热燥湿。主治牙周炎。

苦参方

【组成】苦参 90g。

【制法用法】以水 400ml，煎至 200ml，去滓。热含冷吐。

【功效主治】清热燥湿。主治牙周炎。

细辛方

【组成】细辛适量。

【制法用法】煮取浓汁，热含冷吐。

【功效主治】祛风散寒，开窍。主治牙周炎。

二、贴敷偏验方

黎芦散

【组成】藜芦（去芦头）、蜀椒（去目并闭口，炒出汗）、附子（炮裂，去皮脐）各 6g，冰片（研）少许。

【制法用法】前 3 味为末，再入冰片和匀，每用 3g，绵裹置患处，有涎吐津，每日 3 次。

【功效主治】涌吐风痰，通窍。主治牙周炎。

葶苈煎

【组成】苦葶苈末、地龙末各 15g，冰片（研细）1.5g，腊月猪脂 90g。

【制法用法】先煎猪脂，分化去滓，再入诸药，煎 10 余沸备用。用时于火上炙令热以棉棒点药，烙牙齿缝中，每日 3~5 次。

【功效主治】泻肺降气，祛痰消肿。主治牙周炎。

冰片散

【组成】冰片（研）、白矾（研）、蒲黄、细辛（去苗叶）、丁香各 15g，附子（炮裂，去皮脐）6g，青黛 30g。

【制法用法】诸药为散，绵裹 3g，于患处咬之，咽津不妨，每日 3~5 次。

【功效主治】通诸窍，散郁火，消肿止痛。主治牙周炎。

白矾升麻散

【组成】白矾（研灰烧）15g，升麻、细辛（去苗叶）、丹砂（研）30g，冰片（研）1.5g，甘草（炙）3g。

【制法用法】诸药为散，每日 3~5 次以盐水漱口后，用热水调药涂患处。

【功效主治】祛痰燥湿，清热通窍。主治牙周炎。

黄矾散

【组成】黄矾（烧研）、冰片、干蛤壳（烧灰，研）各 6g，防风（去皮）、独活（去芦头）各 30g。

【制法用法】诸药为末，再和匀，以温水漱口后，用药贴齿根上。有涎即吐出，次日再贴，每日 2 次。

【功效主治】消肿止痛，敛疮收湿，祛风通窍。主治牙周炎。

细辛当归膏

【组成】细辛、当归、甘草（炙）、蛇床子各 30g，青葙子 15g。

【制法用法】上 5 味捣，以绵裹如大豆，每日 3 次，着齿上。

【功效主治】补血，活血，消肿止痛。主治牙周炎。

大黄莽草散

【组成】大黄、莽草各 30g，羊脂、蜀葵茎各 15g。

【制法用法】诸药为末，每日 3~5 次，取药末注齿痛处。

【功效主治】泻热毒，行瘀血。主治牙周炎。

角蒿方

【组成】角蒿灰、胡桐律各 30g，冰片 3g。

【制法用法】诸药细研为末。每晚 1 次，敷于齿根，次日早以盐水漱口。

【功效主治】祛风湿，清热开窍。主治牙周炎。

白芷川芎蜜丸

【组成】白芷、川芎各等份。

【制法用法】上 2 味为末，炼蜜丸，餐后含化。

【功效主治】祛风除湿，通窍止痛，消肿排脓。主治牙周炎。

灰藋方

【组成】灰藋适量。

【制法用法】烧为灰，口含及植入齿孔中，每日 3~5 次。

【功效主治】消肿止痛。主治牙周炎。

蜗牛方

【组成】蜗牛壳 30 枚。

【制法用法】烧灰细研，每日 3~5 次，揩牙。

【功效主治】主治牙周炎。

紫蓝方

【组成】紫蓝适量。

【制法用法】烧为灰，每日 3~5 次，涂于齿上。

【功效主治】主治牙周炎。

小贴士

牙周炎患者日常生活的注意事项

1. 注意饮食营养。多吃青菜、水果、豆制品、牛奶、鱼、蛋类、粗粮及纤维多的食物，并应戒烟戒酒。

2. 定期进行口腔保健检查。每半年至 1 年做一次口腔洁治（俗称洗牙），保持健康的牙龈和稳固的牙齿，有效预防牙周炎。

3. 进行早期有效的治疗。包括洁治、刮治、牙周手术、固定松动牙齿、调合牙、牙周炎治疗与正畸治疗等。

4. 加强身体锻炼，提高机体抵抗力。同时积极治疗全身性疾病，如营养障碍、糖尿病、内分泌紊乱、骨质疏松等。

5. 改变不良的生活习惯，如纠正开口呼吸等。

第三节　牙龈炎

　　牙龈是指覆盖于牙槽突表面和牙颈部周围的口腔黏膜上皮及其下方的结缔组织。牙龈炎是指发生在牙龈组织的的急、慢性炎症。牙龈炎常见表现为牙龈出血、红肿、胀痛，严重者可能向深层发展从而导致牙周炎。牙菌斑是牙龈炎的始动因素，细菌感染、外物刺激以及食物嵌塞等均可引起牙龈炎，一般最常见的是细菌感染。牙龈炎的中医辨证分型如下。

1. 实火郁结

　　牙痛、牙龈肿，或牙龈出血。伴口苦，或面颊红肿发热，或牙龈红肿溃烂，或大便干结，口渴，口臭，舌质红，苔薄黄，脉滑或数。

2. 虚火浸淫

　　牙痛，牙龈肿，或牙龈出血。伴口涩，或轻微红肿，或不红肿，或局部轻微发热，或疼痛放射至太阳穴左右，或腰酸，或耳鸣，或大便干结，口渴，舌红少苔，脉细或细数。

3. 虚热夹瘀

　　牙痛，痛如针刺，牙龈肿，或牙龈出血。伴口干咽燥，或夜间痛甚，或轻微红肿，或局部轻微发热，或盗汗，或大便干结，五心烦热，牙龈暗紫，舌红少苔，脉涩或细数。

4. 郁热阳虚

　　牙痛，牙龈肿，或牙龈出血。伴手足心热，或手足不温，或口干不欲饮水，或轻微红肿，或局部轻微发热，或牙龈因寒痛甚，或大便不调，畏寒怕冷，舌质红，苔薄黄，脉虚或细数无力。

5. 气虚阴亏

牙痛，牙龈肿，或牙龈出血。伴面色不荣，或疼痛因劳加剧，或手足心热，或口干不欲多饮，或轻微红肿，或不红肿，或牙龈轻微发热，倦怠乏力，舌红少苔，脉虚或细数。

6. 寒瘀阻络

牙龈冷痛，牙龈漫肿，或牙龈暗紫。食凉痛甚，或牙龈因凉痛甚，或畏寒怕冷，或夜间痛加，或面颊疼痛，手足不温，舌质暗或夹紫，苔薄白或腻，脉沉或涩。

一、内服偏验方

砂仁黄柏方

【组成】砂仁 6g，黄柏 9g。

【制法用法】先将黄柏置水中浸泡 20 分钟，煮沸后再用微火煮 20 分钟，然后加入砂仁再续煎煮 15 分钟。澄出药液后，再加水煎煮 15 分钟，将两次煎出的药液混合浓缩至 200ml。每次 50ml 含服，每日 4 次。

【功效主治】化湿消肿，止痛。主治牙龈肿胀、疼痛。

荆芥黑豆方

【组成】荆芥 10g，炒黑豆 30g。

【制法用法】水煎服，每日 1 剂，分 2 次温服。

【功效主治】祛风，升阳，止血。主治牙龈炎。

牛膝代赭石方

【组成】牛膝30g，代赭石30g。

【制法用法】水煎服，每日1剂。

【功效主治】补肝肾，活血通络。主治牙痛、牙龈红肿或不红不肿。

玄参生地方

【组成】玄参30g，生地黄30g。

【制法用法】水煎服，每日1剂，分2次温服。

【功效主治】清热凉血，滋阴降火，解毒散结。主治牙龈炎。

苍耳鸡蛋方

【组成】苍耳子10g，鸡蛋1个。

【制法用法】将苍耳子焙黄去壳，将苍耳子仁研细末，与一个鸡蛋和匀，不放油、盐，置锅内炒熟食之。每日1次，连服3天。

【功效主治】通诸窍。主治牙龈炎。

鸡蛋砂糖

【组成】鸡蛋1个，砂糖6g，大蒜6g，白酒100ml。

【制法用法】鸡蛋去壳和砂糖、大蒜及白酒同放入碗内，蒸15分钟，每日1次。

【功效主治】主治牙龈红肿。

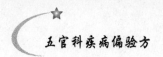

二、外用偏验方

升麻方

【组成】升麻适量。

【制法用法】水煎，绵沾拭脓肿上，每日 3~5 次。

【功效主治】升阳通窍，排脓止血。主治牙龈炎，热毒脓血。

青矾散

【组成】青矾（烧赤）、黄矾（烧枯）各 3g，芦荟 15g，冰片少许。

【制法用法】诸药细研为散，先以绵拭龈上，恶血出即用湿纸片掺药贴敷，每日 3~5 次。

【功效主治】清热燥湿，消肿止血，通窍。主治牙龈炎。

铜青散

【组成】铜青、马齿苋灰各 3g，谷精草末 6g。

【制法用法】诸药研为细末。先以热水漱口 3~5 次，后以手指取药少许，揩于齿龈上，津出即吐，每日睡前 3~5 次。

【功效主治】主治牙龈炎。

棘刺散

【组成】棘刺 15g，青葙子 90g，当归、干姜（炮炙，锉）、香附子、鸡舌香、细辛、川升麻各 30g。

【制法用法】诸药为散，每用 1.5g，以绵裹于患处咬之，每日 3~5 次。

【功效主治】清热，通窍，燥湿止痛。主治牙龈炎。

细辛白矾散

【组成】细辛、白矾、全蝎各6g，冰片少许。

【制法用法】上4味为细末，掺痛处，每日3~5次。

【功效主治】燥湿止痛，消肿解毒。主治牙根肿痛。

漱风散

【组成】荆芥穗、藁本、细辛、香附子各等份。

【制法用法】上4味为粗末，每用15g，水300ml，煎至200ml，去滓。每日3~5次，热漱冷吐。

【功效主治】祛风胜湿，散寒止痛。主治牙齿疼痛，龈肿。

莽草散

【组成】莽草、细辛、附子（生用，去皮脐）各30g，枳壳（去瓤）15g，川椒（去目及闭口者，微炒出汗）0.3g。

【制法用法】诸药粗捣筛，每用15g，以水300ml，煎至200ml去滓。每日3次，热含冷吐。

【功效主治】散寒祛风，通窍止痛，温肺化饮。主治牙痛连颊肿。

露蜂房散

【组成】露蜂房1个。

【制法用法】用火烧过，研碎为末，将药放在手心内，用好酒3~4滴，调成膏子，又用熟酒少许调药。如左边牙痛，将药于左边处含漱，右侧相同，每日2~3次。

【功效主治】祛风，攻毒，消肿止痛。主治齿龈肿痛。

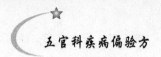

仙桃散

【组成】防风（去芦头）、桃节根、香白芷、细辛（去叶）各30g，川椒（去目）、山栀子仁各15g。

【制法用法】研为细末，每用6g，水300ml，煎至200ml。热漱冷吐，每日3~5次。

【功效主治】祛风消肿，胜湿止痛，通窍。主治牙龈肿痛。

杏仁方

【组成】杏仁60g。

【制法用法】去皮尖，以盐9g，水300ml，煮至出沫。每日3次，含漱。

【功效主治】主治牙龈痛。

胡麻方

【组成】胡麻480g，茎叶皆可用之。

【制法用法】以水600ml，煮取400ml。每日3次，含漱吐之。

【功效主治】补益肝肾，养血益精，消肿止痛。主治齿风肿疼。

川芎白芷散

【组成】川芎、白芷、细辛各等份。

【制法用法】诸药为末，不拘时擦牙，盐水漱口。

【功效主治】祛风燥湿，活血止痛。主治牙龈肿痛。

石膏白牙散

【组成】石膏（炒）240g，细辛、刺蒺藜各30g，青盐（炒）、三奈子各 15g，丁香、甘松、檀香、白芷各 9g。

【制法用法】诸药为细末，入冰片少许，研匀。每日 2~3 次，用手揩牙，以唾液蘸药。

【功效主治】清热通窍。主治牙龈肿痛。

升麻地黄散

【组成】升麻、地黄、川芎、地骨皮、槐子、细辛、皂角、白芷各 15g，川椒 7.5g。

【制法用法】诸药为细末，每日 2~3 次，以药少许揩牙，有涎吐出，用盐水漱口。

【功效主治】通窍，消肿解毒。主治牙疼腮肿。

清风定痛散

【组成】荆芥穗 30g，朴硝 60g，胆矾 3g，罗青 7.5g，防风、细辛、白芷、全蝎、升麻、草乌各 15g。

【制法用法】诸药为细末，每日 2~3 次，擦牙。

【功效主治】消肿通窍。主治牙疼腮肿。

茯苓散

【组成】白茯苓（去皮）、细辛（去苗）、香白芷各 30g，寒水石（研）12g。

【制法用法】上药为细末，每用少许，搽牙痛处，合口良久，吐出津，然后用温水漱口，不拘时候。

【功效主治】渗湿利水，消肿止痛。主治牙龈肿痛。

祛痛散

【组成】细辛、鸡肠草、旱莲草各 15g。

【制法用法】诸药研令极细，每日 1~2 次，每用少许，以鹅毛蘸药扫患处。

【功效主治】解表散寒，祛风止痛，通窍。主治牙龈浮肿，疼痛发歇。

防风巴戟散

【组成】防风、巴戟、天麻、莽草、细辛各 30g，白芷、香附子各 15g。

【制法用法】诸药共为细末，每日 2~3 次，牙疼处揩擦，后盐水漱口。

【功效主治】祛风通窍，胜湿止痛，消肿。主治牙齿连腮肿痛。

菖蒲散

【组成】棘针（烧灰）、石菖蒲、细辛（去苗叶）各 15g，干姜（炮制）、鸡舌香各 3g。

【制法用法】诸药捣罗为散，以绵裹 3g 贴牙齿上，有涎吐出，每日 3~4 次。

【功效主治】消肿，排脓，止痛。主治齿痛及血出。

化毒膏

【组成】葱根、出衣粉、豆粉各 30g，头发灰 9g，黄柏 15g。

【制法用法】诸药为细末，淡醋调膏。贴于肿处，频频唾湿，勿令干，每日 3~4 次。

【功效主治】散寒祛风，消肿止痛。主治牙痛腮肿。

鹤虱方

【组成】鹤虱、细辛、白芷、甘松各等份。

【制法用法】上 4 味为末，每用少许揩疼处，如有蛀孔，用饭丸药末，塞入孔中，每日 2~3 次。

【功效主治】散寒祛风，通窍止痛。主治牙龈肿痛。

巴豆大枣丸

【组成】巴豆（去皮心，熬研如膏）10 枚，大枣（取肉）20 枚，细辛末 30g。

【制法用法】上药相和为丸，以绵裹药着所疼之处咬之，吐津，每日 3 次。

【功效主治】消肿止痛。主治牙龈肿痛。

冰片丸

【组成】冰片（细研）3g，胡椒、甘松香各 0.3g，雄黄（细研）0.15g。

【制法用法】诸药为末，共研令匀，以水蜜和丸，如梧桐子大，每以新绵裹 1 丸，置于患处咬之，每日 3 次。

【功效主治】通诸窍，散郁火，消肿止痛。主治牙龈肿痛。

川椒散

【组成】红川椒 12g，樟脑、明矾（煅）各 3g，赤小豆，缩仁各 6g。

【制法用法】诸药为末，每用少许塞敷，咽津不妨，每日3次。

【功效主治】通窍，消肿止痛。主治牙龈肿痛。

地龙丸

【组成】干地龙（末）9g，巴豆（去壳）6枚。

【制法用法】上2味同研令细，以猪脂肪和丸，如麻豆大，绵裹1丸于病处咬之，有涎即吐，每日3次。

【功效主治】通经活络，消肿止痛。主治牙龈肿痛。

露蜂房方

【组成】露蜂房（炒过，去沙底）、华阴细辛（去土叶）各等份。

【制法用法】上2味以水煎数沸，去滓，不拘时用，含漱患病处吐之。

【功效主治】祛风，攻毒，止痛，通窍。主治牙龈肿痛。

松节汤

【组成】松节（细锉如麻豆）30g。

【制法用法】以水400ml煎取200ml，去滓。每日3次，含漱患处。

【功效主治】主治牙龈肿痛。

川椒方

【组成】川椒（去目）30g。

【制法用法】捣罗为末，以白面滚丸，如皂角子大，烧令热。

每日 3 次，于所痛处咬之。

【功效主治】主治牙龈肿痛。

生地黄方

【组成】生地黄、蒜各等份。

【制法用法】上 2 味捣碎，以绵裹着痛处，咬之勿咽津，汁尽即吐，每日 3 次。

【功效主治】清热凉血。主治牙龈肿痛。

牛膝根方

【组成】牛膝适量。

【制法用法】烧为灰，每日 3 次，涂至牙齿间。

【功效主治】补肝肾，活血通络，引火下行。主治牙龈肿痛。

无食子散

【组成】无食子 30g。

【制法用法】研细为末，以绵裹 3g，于痛处咬之，有涎即吐，每日 3 次。

【功效主治】消肿止血，敛疮。主治牙龈肿痛。

李木皮方

【组成】李木皮 30g。

【制法用法】细嚼汁浸痛处，每日 3 次。

【功效主治】主治牙龈肿痛。

瓜蒂散

【组成】瓜蒂7枚，冰片适量。

【制法用法】瓜蒂炒黄为末，以冰片相和，新绵裹药于病处咬之，每日3次。

【功效主治】主治牙龈肿痛。

藜芦方

【组成】藜芦适量。

【制法用法】研细为末，置于牙孔中勿咽汁，每日3次。

【功效主治】主治牙龈肿痛。

齿痛通用方

【组成】蜂房（炒）、明矾（煅）、黄丹各等份。

【制法用法】上3味为末，以饭和为小丸，塞齿，每日3次。

【功效主治】主治牙龈肿痛。

荜茇丸

【组成】荜茇、胡椒各等份。

【制法用法】上2味为末，化蜡丸如麻子大，每用1丸纳虫孔中。每日3次。

【功效主治】温中散气，消肿止痛。主治牙龈肿痛。

干姜白矾散

【组成】干姜、白矾各少许。

【制法用法】上 2 味为末，每日 3 次。

【功效主治】主治牙龈肿痛。

枫叶方

【组成】枫叶适量。

【制法用法】含痛处咬定，每日 3 次。

【功效主治】主治牙龈肿痛。

小贴士

牙龈炎患者日常生活中的注意事项

牙龈炎患者日常生活中的注意事项如下。

1. 注意口腔卫生，养成"早晚刷牙，饭后漱口"的良好习惯。

3. 睡前不宜吃糖、饼干等淀粉之类的食物。

4. 宜多吃清胃火及清肝火的食物，如南瓜、西瓜、荸荠、芹菜、萝卜等。

5. 忌酒及热性动火的食品。

6. 心胸豁达，情绪宁静。脾气急躁、容易动怒会诱发牙痛。

7. 保持大便通畅，勿使粪毒上攻。

8. 勿吃过硬食物，少吃过酸、过冷、过热的食物。

第四节　牙髓炎

牙髓炎是指发生于牙髓组织的炎性病变。牙髓是主要包含神经血管的疏松结缔组织，位于牙齿内部的牙髓腔内。牙髓因各种原因受到病源刺激物的作用可引起牙髓炎，主要症状为疼痛，甚至是难以忍受的疼痛，常常使患者坐卧不安，饮食难进，痛苦不堪。

中医认为牙髓炎是由于外感风邪、胃火炽盛、肾虚火旺、虫蚀牙齿等原因所致。本病的中医辨证分型如下。

1. 风火牙痛

牙齿痛，牙龈红肿疼痛，遇冷则痛减，遇风、热则痛甚，或有发热，恶寒，口渴，舌红，苔白干，脉浮数。

2. 风热牙痛

牙齿疼痛，呈阵发性，遇风发作，患处得冷则痛减，受热则痛增，牙龈红肿，全身或有发热，恶寒，口渴，舌红，苔白干，脉浮数。

3. 胃火牙痛

牙齿痛甚，牙龈红肿，或出脓渗血，牵及颌面疼痛，头痛，口渴、口臭，大便秘结，舌红苔黄，脉滑数。

4. 虚火牙痛

牙齿隐隐微痛，牙龈微红、微肿，久则牙龈萎缩、牙齿松动，伴有心烦失眠，眩晕，舌红嫩，脉细数。

一、内服偏验方

香椒散

【组成】香附子、红川椒（炒）、故纸（炒）各6g，荜茇3g。

【制法用法】诸药细研为末。每服3g，每日2次。

【功效主治】理气解郁，止痛。主治牙髓炎引发的齿痛。

二、含漱偏验方

槐枝八仙散

【组成】地骨皮、生干地黄、梧桐律、莽草、新槐枝（细锉）各30g，细辛（去苗）15g，乳香（另研）、青盐各7.5g。

【制法用法】上药除槐枝、乳香、青盐外，同为细末，另入槐枝、乳香、青盐搅匀，分作8次服，每次用水600ml，煎3沸去滓，趁热缓缓漱口，误咽无妨，冷即吐去，更宜再漱，每日2~3次，忌甜食。

【功效主治】泻肺火，凉血止痛。主治牙髓炎引发的牙齿疼痛。

柳枝汤

【组成】槐枝（切）、柳枝（切）、黑豆各30g，蜀椒（去目并合口者，炒出汗）15g，盐、细辛（去苗叶）、羌活（去芦头）各0.3g。

【制法用法】诸药除椒盐外，并粗捣筛，先以水1200ml，煎取400ml，去滓，入椒盐再煎。每次取200ml，漱口不拘时。

【功效主治】温中止痛。主治牙髓炎引发的齿痛，连牙颔疼。

细辛散

【组成】细辛(去苗叶)、川芎、藁本(去苗土)、独活(去芦头)各30g，地骨皮15g，蒺藜子0.9g。

【制法用法】诸药为散，绵裹如江豆大。含化咽津，每日3~5次。

【功效主治】祛风胜湿，散寒止痛，通窍。主治牙髓炎引发的牙齿疼痛。

生地黄散

【组成】生地黄、升麻、川芎、防风、露蜂房（炒焦）、华阴细辛（拣净）各30g，大皂角（去黑皮炒焦）9g。

【制法用法】诸药为粗末，每服9~12g，用水300ml，入荆芥穗6g，同煎至200ml，滤去滓。每日于饭后或睡前漱2~3次，热漱冷吐。

【功效主治】清热凉血，生津润燥，止痛。主治牙髓炎引发的牙齿疼痛。

姜黄散

【组成】姜黄、细辛、白芷各等份。

【制法用法】上3味为散，擦患处2~3次，盐水漱口。

【功效主治】破血行气，通络止痛。主治牙髓炎引发的牙齿疼痛。

蜀椒汤

【组成】蜀椒（去目并闭口者，炒出汗）、青盐（研）、土蜂房（或露蜂房微炒）各 6g。

【制法用法】上 3 味捣筛，每服 15g，以水 600ml，入葱白 3 寸，煎 10 余沸。热漱冷吐，每日 3~5 次。

【功效主治】泻热，凉血止痛。主治牙髓炎引发的牙齿疼痛。

升麻地骨皮散

【组成】川升麻、地骨皮、防风（细锉，去芦头）、槐白皮各 15g，莽草、桑寄生、藁本、柳枝（锉）各 6g。

【制法用法】诸药为散，每用 15g，以水 400ml，入盐 3g，荆芥穗 6g，煎至 200ml，去滓。每日 3 次，热含冷吐。

【功效主治】主治牙髓炎引发的牙齿疼痛。

川芎汤

【组成】川芎 0.9g，莽草（去枝）、细辛（去苗叶）各 15g，独活（去芦头，锉）30g，防风（去叉）0.9g，郁李仁（微去皮）0.6g，莨菪（炒令熟）各 0.3g。

【制法用法】诸药粗捣筛，每用 15g，以酒 400ml，煎 3~5 沸，去滓。每日 3 次，热漱冷吐。

【功效主治】行气开郁，祛风燥湿，活血止痛。主治牙髓炎引发的牙齿疼痛。

防风附子散

【组成】防风、附子、蜀椒各 60g，莽草（炙）30g。

【制法用法】上 4 味捣筛为散，清酒 200ml，和药少许。含漱，勿咽汁，每日 3 次。

【功效主治】祛风解表，胜湿止痛。主治牙髓炎引发的牙齿疼痛。

槐枝汤

【组成】槐枝（锉）240g，升麻、莽草、梧桐泪各30g。

【制法用法】诸药为末，分3剂，每剂以水600ml，煎数沸。不拘时候，漱口。

【功效主治】主治牙髓炎引发的牙齿疼痛。

桃白皮汤

【组成】桃白皮、槐白皮、柳白皮各60g。

【制法用法】上3味锉如麻豆大，分为6剂，每剂以酒200ml，浸渍过夜，煎3~5沸，去滓。每日3次，热漱冷吐。

【功效主治】活血化瘀止痛。主治牙髓炎引发的牙齿疼痛。

露蜂房川芎散

【组成】川芎、当归、细辛、赤芍、白芷、防风、藁本、升麻、蜂房（炒）各6g，川椒5粒。

【制法用法】水煎，热含冷吐，不拘时候。

【功效主治】补血，活血，止痛。主治牙髓炎引发的牙齿疼痛。

含漱汤

【组成】独活90g，川芎、当归、荜茇、黄芩、甘草、细辛各60g，鸡舌香30g。

【制法用法】诸药锉粗末，以水1000ml，煮取600ml，去滓。每日3次，徐徐擦患处，含漱，以涎出为度，不可咽下。

【功效主治】祛风胜湿，散寒止痛。主治牙髓炎引发的齿痛。

升麻荆芥散

【组成】升麻、荆芥穗、川芎、细辛（去苗叶）、防风各 15g，川椒（去目，微炒）、露蜂房各 3g。

【制法用法】诸药为粗末，每用 9g，水 200ml，煎 2~3 沸，去滓。每日 3 次，温漱，冷即吐。

【功效主治】祛风止痛。主治牙髓炎引发的牙疼。

独活汤

【组成】独活 210g，生地骨白皮（切）180g，细辛、枫柳皮各 30g，甘草（炙）60g。

【制法用法】诸药切细，以水 400ml，煮取 200ml。每日数次，细细含，勿咽，冷即吐出。

【功效主治】祛风胜湿，散寒止痛。主治牙髓炎引发的牙齿疼痛。

露蜂房细辛散

【组成】露蜂房（炒黄）、细辛各 30g，大戟 90g，防风 15g。

【制法用法】诸药研为细末，每用 15g，以水 300ml，煎至 200ml，去滓。每日数次，热漱冷吐，不拘时。

【功效主治】散寒祛风，止痛。主治牙髓炎引发的牙齿疼痛。

地骨皮汤

【组成】地骨皮 30g，生干地黄 0.3g，戎盐（研）0.3g，细辛（去苗叶）15g。

【制法用法】诸药粗捣筛，每用 15g，以水 400ml，煎 3~5 沸，去滓。每日数次，热漱冷吐。

【功效主治】清虚热，泻肺火，凉血止痛。主治牙髓炎引发的牙齿疼痛。

细辛方

【组成】细辛、莽草、枳根皮各 90g，川椒 30g。

【制法用法】以水 400ml，煮取 200ml。每日 3~5 次，细细含后，温水漱口，不得咽之。

【功效主治】散寒祛风，通窍止痛。主治牙髓炎引发的牙痛。

追风散

【组成】贯众、鹤虱、荆芥穗各等份，川椒 50 粒。

【制法用法】上药除川椒外研为粗末，每用 6g，再加川椒，用水 300ml，煎至 200ml，去滓。每日 3 次，热漱冷吐。

【功效主治】止痛，清热解毒，凉血止血。主治牙髓炎引发的牙疼。

白杨皮散

【组成】白杨树皮 30g，细辛、露蜂房各 15g。

【制法用法】诸药捣筛为散，每用 9g，以水 200ml，浸渍过夜，煎令 3~5 沸，去滓。每日 3 次，热含冷吐。

【功效主治】散寒祛风，通窍止痛。主治牙髓炎引发的牙疼。

干地黄丸

【组成】生干地黄（焙）90g，独活（去芦头）30g。

【制法用法】研为粗末，每用 15g，以水 400ml，浸渍过夜，煎 10 余沸，去滓。每日 3 次，热漱冷吐。

【功效主治】清热凉血，止痛。主治牙髓炎引发的牙齿疼痛。

蜂房酒

【组成】蜂窝、冰片适量。

【制法用法】蜂窝烧灰存性，加冰片少许，用煮酒调，以绵纸覆盖。热漱冷吐，不拘时，不可咽。

【功效主治】祛风止痛，攻毒。主治牙髓炎引发的牙疼。

槐树白皮方

【组成】槐树白皮（切）60g。

【制法用法】以醋 200ml，煮去滓，着盐少许。每日 3 次，含漱。

【功效主治】凉血止血，清肝泻火，止痛。主治牙髓炎引发的牙齿疼痛。

大豆柳枝汤

【组成】大豆 240g，柳枝（如筷子粗细，切）240g。

【制法用法】上药置于铜器中，令黄焦，即加入酒 400ml，再次煮沸。含汁浸疼处，冷即吐出，每日 3~5 次。

【功效主治】祛风止痛。主治牙髓炎引发的牙齿疼。

当归桂心散

【组成】当归、桂心、甘草（炙）各 60g，矾石（烧）1.8g。

【制法用法】诸药以水 400ml，煎取 200ml。每日 5~6 次，含漱。

【功效主治】补血活血，止痛。主治牙髓炎引发的齿痛。

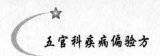

立住散

【组成】荆芥、盐肤子、荜茇各等份。

【制法用法】诸药研为粗末，每用9g，用水300ml，煎至200ml，去滓。每日3~5次，温漱，吐去涎。

【功效主治】祛风止痛。主治牙髓炎引发的牙疼。

温风散

【组成】当归、川芎、细辛、白芷、荜茇、藁本、蜂房（炒）各等份。

【制法用法】诸药锉，每用6g，井水煎沸。每日3~5次，含漱。

【功效主治】祛风止痛。主治风冷齿痛。

细辛苦参汤

【组成】细辛（去苗叶）、苦参各30g。

【制法用法】上2味锉如麻豆大，每用15g，以水200ml，煎5~7沸，去滓。每日3~5次，热漱冷吐。

【功效主治】解表散寒，祛风止痛，通窍。主治牙髓炎引发的牙齿痛。

漱牙羌活散

【组成】羌活3g，薄荷4.5g，大黄1.5g。

【制法用法】以水400ml，煎至200ml，去滓。每日3~5次，温漱冷吐，咽亦无妨。

【功效主治】祛风湿，止痛。主治牙髓炎引发的牙龈痛。

橘针汤

【组成】臭橘针 120g。

【制法用法】每用 30g，以水 200ml，煎 5~7 沸。每日 3~5 次，热漱牙痛处。

【功效主治】主治牙髓炎引发的牙齿疼。

露蜂房良姜散

【组成】露蜂房、良姜、苍耳、紫菀花、细辛各 15g。

【制法用法】诸药为细末，每日 3~5 次，煎汤漱口。

【功效主治】温中散寒，理气止痛。主治牙髓炎引发的牙疼。

定疼追风散

【组成】全蝎、香白芷、细辛、荆芥、防风、川芎、川椒各 6g。

【制法用法】诸药煎汤，每日 3~5 次，含漱。

【功效主治】通络止痛，攻毒散结。主治牙髓炎引发的牙疼。

槐白皮汤

【组成】槐白皮 30g，荆芥穗 15g。

【制法用法】上 2 味以醋 300ml，煎至 200ml，入盐少许。每日 3~5 次，热含冷吐。

【功效主治】主治牙髓炎引发的牙齿疼痛。

细辛汤

【组成】细辛、荜茇各等份。

【制法用法】上 2 味为粗末，每用 3g，以水 300ml，煎至

200ml，去滓。每日 3~5 次，热漱冷吐。

【功效主治】散寒祛风，通窍止痛。主治牙髓炎引发的牙齿痛久不愈。

杨柳白皮方

【组成】杨柳白皮适量。

【制法用法】卷如指许大，含嚼，以汁渍痛齿根，每日 3 次。

【功效主治】主治牙髓炎引发的齿痛。

蜀椒矾石汤

【组成】蜀椒、矾石各 30g。

【制法用法】上 2 味以水 400ml，煎取 200ml，去滓。每日 3 次，热漱冷吐，勿咽。

【功效主治】温中止痛，除湿通窍。主治牙髓炎引发的牙疼。

房蜂窠散

【组成】露蜂房、苍耳、椒、茄子蒂各等份。

【制法用法】上 4 味为细末，每用 6~9g。每日 3 次，盐水调灌漱口。

【功效主治】主治牙髓炎引发的牙疼。

白矾散

【组成】白矾、蜂房（炒）各等份。

【制法用法】上 2 味为粗末，醋煎，每日 3 次，热漱冷吐。

【功效主治】燥湿止痛。主治牙髓炎引发的牙疼。

白牙散

【组成】升麻、地骨皮各等份。

【制法用法】上2味为细末，先用温水漱口，擦患处，每日3次。

【功效主治】清热解毒，升阳止痛。主治牙髓炎引发的牙疼。

葫荽子方

【组成】葫荽子480g。

【制法用法】以水400ml，煮取200ml，每日3次，含漱。

【功效主治】主治牙髓炎引发的齿疼。

杉松皮方

【组成】杉松皮90g。

【制法用法】取水300ml，熬至200ml，每日3次，漱口，不可咽。

【功效主治】主治牙髓炎引发的牙疼。

丝瓜藤散

【组成】丝瓜藤（锉细）、川椒6g，灯心3g。

【制法用法】上3味为末浓煎，去滓。每日3次，温漱冷吐。

【功效主治】温中止痛。主治牙髓炎引发的牙疼。

吴茱萸散

【组成】吴茱萸（汤浸，焙炒）、白芷各等份。

【制法用法】上2味为散，用沸水浸药3g。每日3次，含漱疼处。

【功效主治】散寒止痛，温中燥湿。主治牙髓炎引发的牙齿疼。

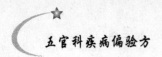

露蜂房天仙藤散

【组成】露蜂房、天仙藤各等份。

【制法用法】上2味为末，每用6g，水200ml，煎数沸，去滓，不拘时含漱。

【功效主治】主治牙髓炎引发的牙疼。

木耳汤

【组成】木耳、荆芥各等份。

【制法用法】水煎，不拘时含漱。

【功效主治】主治牙髓炎引发的牙疼。

升麻生地散

【组成】升麻、生地黄各等份。

【制法用法】上2味为末，水煎。每日3次，温水漱口。

【功效主治】升阳止痛，解毒。主治牙髓炎引发的牙疼。

乳蜂散

【组成】乳香9g，露蜂房1枚。

【制法用法】上2味锉碎，同煎。每日3次，含漱。

【功效主治】活血行气，止痛，消肿生肌。主治牙髓炎引发的牙齿疼痛。

零陵香方

【组成】零陵香梗适量。

【制法用法】水煎，每日3次，含漱。

【功效主治】祛风止痛。主治牙髓炎引发的齿疼。

蒺藜汤

【组成】蒺藜适量。

【制法用法】水煎，每日 3 次，漱口。

【功效主治】主治牙髓炎引发的牙疼。

秦椒方

【组成】秦椒适量。

【制法用法】醋煎。每日 3 次，含漱。

【功效主治】温中止痛。主治牙髓炎引发的牙痛。

枳壳方

【组成】枳壳根适量。

【制法用法】浸酒煎。每日 3 次，含漱。

【功效主治】主治牙髓炎引发的牙痛。

柳枝方

【组成】柳枝（或柳叶）60g。

【制法用法】细锉，入盐水煎。每日 3 次，含漱。

【功效主治】主治牙髓炎引发的牙齿疼。

独活方

【组成】独活、甘草各 9g。

【制法用法】水 200ml，煎数沸。每日 3 次，热漱痛处，温则换漱。

【功效主治】祛风胜湿，散寒止痛。主治牙髓炎引发的牙痛。

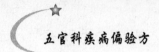

三、贴敷偏验方

神应散

【组成】川芎、防风、升麻、细辛、茯苓、白芷、香附子、荜茇、甘松各等份，石膏3份。

【制法用法】诸药为细末，晚睡前刷净牙，以指蘸擦，热麻漱去，每日2~3次。

【功效主治】祛风胜湿止痛。主治牙髓炎引发的牙痛。

白茯苓散

【组成】细辛（去苗）、白茯苓（去皮）、川升麻、荜茇、青盐、明石膏、川芎、皂角（去皮弦，酥炙黄色）各等份。

【制法用法】诸药为细末，早晚擦牙，温水漱口，牙痛处更上少许，每日2~3次。

【功效主治】散寒祛风，通窍止痛。主治牙髓炎引发的牙痛。

青荷叶方

【组成】青荷叶适量，醋200ml。

【制法用法】青荷叶剪去四缘，留中间连柄处，大如钱7枚，以米醋200ml，煎取100ml，去荷叶熬成膏，揩痛处，每日2~3次。

【功效主治】清热止痛，散瘀止血。主治牙髓炎引发的牙疼。

归荆散

【组成】川升麻、川郁金、当归、细辛、荜茇、白芷、荆芥各等份。

【制法用法】诸药为末，用瓦盒子贮藏，密封。每用少许，揩在牙痛处，盐水漱口，每日 2~3 次。

【功效主治】主治牙髓炎引发的一切牙疼。

青木香方

【组成】青木香、冰片适量。

【制法用法】青木香研为末，入冰片少许，揩痛处，以盐水漱口，每日 2~3 次。

【功效主治】行气止痛，解毒消肿。主治牙髓炎引发的牙齿疼。

香白芷散

【组成】香白芷 30g，朱砂 3g，白芷。

【制法用法】诸药研为细末，入朱砂拌匀，炼蜜丸如樱桃大，每用 1 丸，擦痛处立止，每日 2~3 次。

【功效主治】祛风除湿，通窍止痛，消肿排脓。主治牙髓炎引发的牙疼。

藁本散

【组成】藁本 30g，川芎、细辛各 15g，胡桐律 9g，白矾灰 6g。

【制法用法】诸药为细末，每用筷子蘸药搽牙病处，吐津，误咽不妨，每日 2~3 次。

【功效主治】祛风胜湿，散寒止痛。主治牙髓炎引发的牙齿疼痛。

玉池散

【组成】细辛（去苗叶）、胡椒各 15g，荆芥穗 7.5g，寒水石（烧通红，研细）30g。

【制法用法】前 3 味研为细末，再与寒水石同研细匀，用软刷刷牙，如平常刷牙使用，每日 2~3 次。

【功效主治】散寒祛风，止痛，通窍。主治牙髓炎引发的牙齿疼痛。

细辛失笑散

【组成】细辛（去叶）、良姜、香白芷、荜茇各等份。

【制法用法】上 4 味为细末，擦牙，每日 2~3 次。

【功效主治】散寒祛风，通窍止痛。主治牙髓炎引发的牙疼。

零陵香散

【组成】零陵香（净脚，次炙燥）、荜茇（洗，锉碎，炒燥）各等份。

【制法用法】上 2 味为末，以药擦痛处，每日 2~3 次。

【功效主治】温中散寒，止痛。主治牙髓炎引发的牙痛。

皂角食盐方

【组成】皂角 60g，食盐 15g。

【制法用法】同烧令通赤，细研。每晚用揩齿，连用 1 个月，每日 2~3 次。

【功效主治】消毒透脓，搜风止痛。主治牙髓炎引发的牙痛。

皂角朴硝方

【组成】皂角、朴硝适量。

【制法用法】用皂角浓浆，同朴硝煎溶，泼在石上成膏，手指蘸膏擦牙痛处，每日 2~3 次。

【功效主治】消毒透脓，搜风止痛。主治牙髓炎引发的牙疼。

三枝膏

【组成】槐枝、柳枝、桑枝各 240g，生姜（取汁）30g，川芎末、细辛末各 15g。

【制法用法】诸药同捣令匀，以水 600ml，煎至 400ml，去滓，熬成膏药。每用少许，擦牙，每日 2~3 次。

【功效主治】主治牙髓炎引发的牙齿疼痛。

川芎方

【组成】川芎（大者）1 个，细辛适量。

【制法用法】将川芎置于旧糟内，1 个月后取出焙干，入细辛为末，揩疼处，每日 3~5 次。

【功效主治】活血祛瘀，祛风止痛。主治牙髓炎引发的牙疼。

僵蚕方

【组成】僵蚕 30g。

【制法用法】置新瓦上炒，变深褐色后，研为末，入青盐少许，揩之良久温水漱口，每日 3~5 次。

【功效主治】主治牙髓炎引发的牙疼。

川椒散

【组成】川椒、细辛、荜茇、荆芥穗、猪牙皂角各等份。

【制法用法】烧盐为末，擦牙，用水漱去，每日 3~5 次。

【功效主治】散寒祛风，通窍止痛。主治牙髓炎引发的牙痛。

香附藜芦散

【组成】香附子、藜芦、樟脑、细辛、毕澄茄、防风各等份。

【制法用法】诸药为末擦之，每日 3~5 次。

【功效主治】理气止痛。主治牙髓炎引发的牙疼。

香附皂角方

【组成】香附、皂角、盐各 15g。

【制法用法】上 3 味同烧研末，揩牙，每日 3~5 次。

【功效主治】理气解郁，止痛。主治牙髓炎引发的牙疼。

胡椒方

【组成】胡椒 4.5g，羊脂适量。

【制法用法】胡椒用羊脂打拌，捣 49 下，擦牙，每日 3~5 次。

【功效主治】主治牙髓炎引发的牙疼。

芫花方

【组成】芫花适量。

【制法用法】细擦痛处令热，痛定，温水漱口，每日 3~5 次。

【功效主治】主治牙髓炎引发的牙疼。

荔枝方

【组成】荔枝适量。

【制法用法】荔枝取肉，仍入壳内，于砖上烧灰为末，揩疼处，每日 3~5 次。

【功效主治】主治牙髓炎引发的牙疼。

赤小豆方

【组成】赤小豆 30~60g。

【制法用法】炒黄研细，擦牙，每日 3~5 次。

【功效主治】主治牙髓炎引发的牙疼。

芦荟方

【组成】芦荟 12g。

【制法用法】杵末，先以盐揩齿干净，然后敷末少许，涂于牙上，每日 3~5 次。

【功效主治】主治牙髓炎引发的牙痛。

鲫鱼方

【组成】鲫鱼。

【制法用法】取鲫鱼，纳盐于肚中，烧作灰末，敷牙痛处，每日 3 次。

【功效主治】主治牙髓炎引发的牙齿疼。

槐嫩枝方

【组成】槐嫩枝适量。

【制法用法】春采槐嫩枝，煅为黑灰，以揩齿，去蛀痛，每日 3~5 次。

【功效主治】主治牙髓炎引发的牙齿痛。

补骨脂散

【组成】补骨脂 60g，青盐 15g。

【制法用法】上 2 味同炒令微爆为度，待冷取出，捣为细末。每用少许，以指蘸药搽于牙疼处，有津即吐，误咽不妨，每日 2~3 次。

【功效主治】主治牙髓炎引发的牙齿痛。

追风散

【组成】川姜（炮制）、川椒（去目）各等份。

【制法用法】上 2 味为细末，用时以手蘸药搽牙痛处，后盐水漱口，每日 2~3 次。

【功效主治】温中散寒，止痛。主治牙髓炎引发的牙齿疼痛。

防风散

【组成】防风、鹤虱各等份。

【制法用法】上 2 味锉散，浓煎含漱，每日 2~3 次。

【功效主治】祛风胜湿止痛。主治牙髓炎引发的牙齿痛。

川芎花椒散

【组成】川芎头尖、地花椒各等份。

【制法用法】上 2 味为细末，搽患处，每日 2~3 次。

【功效主治】祛风燥湿，活血止痛。主治牙髓炎引发的牙齿痛。

藁本木香散

【组成】藁本、木香、槟榔各15g。

【制法用法】上3味生杵为末，每用6g，敷在痛处齿龈上，每日2~3次，以热水漱口，不得咽下入喉中。另用药末18g，用生葱自然汁调，外贴痛处，干即换之。

【功效主治】祛风胜湿，散寒止痛。主治牙髓炎引发的牙齿疼痛。

乳香散

【组成】乳香、蜀椒（轻炒取红，为细末）各3g。

【制法用法】上2味合研为散，每用少许揩贴痛处，温荆芥汤漱口，每日2~3次。

【功效主治】活血行气，止痛，消肿生肌。主治牙髓炎引发的牙齿疼痛。

槟榔散

【组成】槟榔、荆芥穗、甘草、升麻、羌活、藁本、木香、细辛各15g。

【制法用法】诸药生捣为末，每用1.5g，敷在肿痛处，吐津，误咽无妨，不拘时候。

【功效主治】祛风止痛。主治牙髓炎引发的齿痛。

蜂房全蝎散

【组成】蜂房（炒）6g，全蝎4.5g。

【制法用法】上2味为末敷痛处，每日2~3次。

【功效主治】祛风，攻毒，止痛。主治牙髓炎引发的齿痛。

五倍子方

【组成】五倍子 30g。

【制法用法】切碎后于新瓦上焙干，杵为细末，每用 1.5g 敷痛处，每日 2~3 次。

【功效主治】主治牙髓炎引发的齿痛。

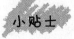

小贴士

生活中预防牙髓炎的方法

日常生活中，我们可以通过以下方法预防牙髓炎。

1. 给牙齿补钙。牙骨疏松容易导致牙龈炎，多吃含有钙质的食物可以强化骨骼。

2. 经常漱口。建议每次吃东西后一定要漱口（漱口不等于刷牙）。

3. 戒烟、戒酒。烟和酒会流失保持口腔健康所需的维生素及矿物质，要想拥有健康的牙齿，必须戒烟和酒。

4. 刮舌头。可以用一些不尖锐的器具除去藏匿在舌头上的细菌及毒素，有利于牙齿健康。

5. 多吃生蔬菜。生蔬菜含有很多纤维素，能帮助清洁及刺激牙齿及牙龈，以避免牙龈炎。

6. 定期到正规牙科医院洁牙，清除牙石。

第六章　眼睛疾病

第一节　青光眼

青光眼是因眼压升高而引起视盘损害和视野缺损的一种严重眼病。正常眼球是有一定压力的，一般在 2.79kpa 以下。当眼内压超过自己眼球所能耐受的最高水平，造成眼底视神经的损害、视野缺损等一系列视功能损伤时叫青光眼。青光眼的共同特点是最终会导致视神经乳头凹陷、萎缩和伴随视野缺损。

青光眼不是单一的疾病，许多先天性或后天性眼疾，乃至全身性疾病均可引起或伴有青光眼。青光眼早期可以没有症状和不适的感觉，患者往往不会意识到自己已经患了青光眼。若出现视疲劳、眼胀头痛、晚间看灯光周围有彩虹样的光圈、视物模糊，经过休息症状可以消失，这类人群应该及时就医。本病的中医辨证分型如下。

1. 肝经风热

头痛，眼珠胀痛，白睛混赤，抱轮红赤尤甚，黑睛混浊，瞳神散大，伴恶心呕吐，面红口苦，恶寒发热。舌苔薄白或黄，脉弦数。

2.肝郁气逆

头痛,眼珠胀痛,视物模糊,或视灯火有红绿圈,抱轮红赤,瞳神散大,眼珠胀硬,烦躁易怒,胸胁胀闷,嗳气呃逆,恶心呕吐。舌苔薄白或微黄,脉弦。

3.肝肾阴虚

瞳神气色混蒙或散大,白睛干涩昏花,口苦咽干,耳鸣耳聋,牙齿松动,失眠多梦,遗精腰酸,五心烦热,颧红盗汗。舌红少苔,脉细数。

4.气虚血瘀

视物昏蒙,瞳神气色浊而不清,目睛干涩,体倦乏力,心悸气短,食欲不振,面色㿠白或萎黄。舌质淡暗或有瘀斑,舌苔薄白或少苔,脉弱或细涩。

5.肝郁脾虚

瞳神散大,头目疼痛,干呕吐涎,呕恶不纳,神疲乏力,四肢不温。舌淡苔薄或无苔,脉沉细而迟。

内服偏验方

将军定痛汤

【组成】大黄 12g,青礞石 12g,黄芩 10g,白僵蚕 9g,陈皮 9g,天麻 9g,桔梗 9g,白芷 9g,薄荷 9g,半夏 9g。

【制法用法】水煎服,每日 1 剂。

【功效主治】主治急性闭角型青光眼。

绿风羚羊饮

【组成】茯苓 15g，玄参 12g，知母 10g，黄芩 10g，大黄 10g，防风 10g，车前子 10g，桔梗 10g，细辛 3g，羚羊角 1g。

【制法用法】水煎服，每日 1 剂。

【功效主治】主治急性闭角型青光眼急性发作期。

吴茱萸汤

【组成】茯苓 15g，制半夏 10g，吴茱萸 9g，人参 9g，川芎 9g，炙甘草 6g，陈皮 6g，白芷 6g，生姜 3 片。

【制法用法】水煎服，每日 1 剂。

【功效主治】主治急性闭角型青光眼急性发作期或慢性期。

补肾磁石汤

【组成】磁石 15g，石决明 15g，菟丝子 15g，菊花 10g，肉苁蓉 10g。

【制法用法】水煎服，每日 1 剂。

【功效主治】清肝明目。主治慢性闭角型青光眼。

逍遥方

【组成】白芍 15g，槟榔 15g，丹参 12g，夏枯草 12g，柴胡 10g，当归 10g，茯苓 10g，香附 10g，川芎 10g，甘草 3g。

【制法用法】水煎服，每日 1 剂。

【功效主治】养血和营，平肝明目。主治慢性闭角型青光眼。

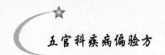

第二节　白内障

白内障是指眼睛内透明的晶状体变得混浊。正常的晶状体是将光线聚焦在视网膜上形成清晰的影像，如同照相机镜头的原理一样。如果晶状体逐渐混浊，光线就无法正常透过，以致在视网膜上形成模糊的影像。本病可分为老年性、先天性、外伤性、代谢性、并发性、药物及中毒性、放射性、后发性白内障。

那么怎样早期发现白内障呢？首先要注意自己单眼视力的变化，如果遮住一只眼时发现另一只眼的视力在逐渐减退，就必须及时到医院经过彻底的眼部检查方可诊断是否患有白内障。早期白内障患者不会感到疼痛，眼睛也不红，仅表现为视力减退。本病的中医辨证分型如下。

1.肝肾阴虚

视物昏花，眼内干涩，兼有头昏耳鸣，腰膝酸软，心烦失眠，多梦。舌红少苔，脉细或沉细。

2.脾胃气虚

视物昏暗，久视眼睑无力，食欲不振，四肢乏力，大便溏泻，面黄肌瘦，精神萎靡。苔白，脉细。

3.气血瘀滞

眼前黑影飘移不定，视力减退，同时可兼肝、脾、肾三脏虚损之表现。舌有瘀点，脉弦或涩。

4.肝热上扰

视物昏蒙，烦躁易怒，口苦。舌红苔黄，脉弦或弦数。

内服偏验方

石决明汤

【组成】石决明 12g，草决明 12g，麦冬 12g，赤芍 10g，青葙子 10g，栀子 10g，木贼 10g，大黄 6g，荆芥 6g，羌活 6g。

【制法用法】水煎服，每日 1 剂。

【功效主治】养阴生津，清肝明目。主治老年性白内障证属肝热上扰者。

益气聪明汤

【组成】黄芪 15g，党参 15g，葛根 15g，蔓荆子 9g，白芍（酒炒）9g，黄柏（酒炒）9g，炙甘草 6g，升麻 6g。

【制法用法】水煎服，每日 1 剂。

【功效主治】益气生津，明目。主治老年性白内障证属脾虚气弱者。

除风益损汤

【组成】生地 29g，夜明砂（包）15g，黄芩 9g，当归 9g，赤芍 9g，白芍 9g，藁本 6g，前胡 6g，防风 6g，川芎 3g。

【制法用法】水煎服，每日 1 剂。

【功效主治】清热明目，生津润燥。主治外伤性白内障。

退热散

【组成】金银花 30g，生地 15g，赤芍 10g，栀子 10g，黄芩 10g，当归 10g，丹皮 10g，板蓝根 10g，黄连 6g。

【制法用法】水煎服，每日 1 剂。

【功效主治】清热明目，活血祛瘀。主治外伤性白内障。

二冬汤合生脉散

【组成】花粉 12g，人参 12g，天冬 10g，麦冬 10g，黄芩 10g，知母 10g，甘草 6g，五味子 6g。

【制法用法】水煎服，每日 1 剂。

【功效主治】清热明目，消肿排脓。主治糖尿病性白内障。

第三节 近视

当眼的调节作用处在松弛状态时，来自 5 米以外的平行光线进入眼球后经过折射聚焦于视网膜前面（正视眼中，焦点是准确地落在视网膜上），称为近视。本病特点是只能看近而视远不清，可分为轴性近视和屈光性近视。轴性近视是由于眼球的前后径（眼轴）过长，平行光线只能聚焦于视网膜前面。屈光性近视是屈光中间质的屈光力超过正常，因此平行光线仍只能聚焦于视网膜前面。近视的中医辨证分型如下。

1. 心阳不振

多见于假性近视或中低度近视。视远不清，视近清楚，伴头昏，心悸，失眠多梦，健忘，舌质淡，苔白，脉沉稳或弦细。

2. 脾胃虚弱

多见于中低度近视。远视力下降迅速，伴头昏神疲，食少体瘦，面色无华，舌质淡，苔薄白，脉濡缓。

3. 气血不足

多见于病后体虚及轻中度近视。远视力迅速下降，兼见头昏眼胀，神疲乏力，面色㿠白，舌淡少苔，脉细弱。

4. 肝肾亏虚

多见于高度近视。远视力严重障碍，矫正视力达不到正常，眼底有退行性改变及玻璃体液化混浊，黄斑变性出血，舌红少苔，脉细数或细弱。

5. 阴虚阳亢

多见于远视或老花。视远尚清，但不能持久，视近模糊不清，伴头痛眩晕，甚则恶心呕吐，舌质红少苔，脉弦细稍数。

6. 肝气不和

多见于散光及调节性视疲劳。视久眼胀头昏，眉骨酸痛，性情急躁，或妇女更年期，舌质暗红，少苔，脉弦或涩。

内服偏验方

杞菊地黄汤

【组成】枸杞子 12g，熟地 12g，茯苓 12g，山药 12g，山茱萸 9g，泽泻 9g，丹皮 9g，菊花 6g。

【制法用法】水煎服，每日 1 剂。

【功效主治】益精填髓，明目。主治近视。

定志汤

【组成】茯神 12g，菖蒲 9g，远志 6g，人参 3g。

【制法用法】水煎服，每日 1 剂。

【功效主治】化痰开窍，化湿行气，明目。主治真性或假性近视。

枸杞子方

【组成】枸杞子 15g，楮实子 15g，菟丝子 15g，熟地 15g，党参 15g，黄芪 18g，白术 12g，当归 12g，补骨脂 12g，淫羊藿 12g。

【制法用法】水煎服，每日 1 剂。

【功效主治】养肝，滋肾，益精明目。主治高度近视。

第四节 远视

当眼的调节作用处于松弛状态时，来自 5m 以外的平行光线进入眼球后经过折射聚焦于视网膜后面（正视眼中，焦点是准确地落在视网膜上），在视网膜上形成一朦胧圈，结果导致不清晰的物像，称为远视。远视可分为轴性远视和屈光性远视。轴性远视指眼球前后径（眼轴）过短，而眼屈光力正常，这是远视眼最常见的原因。屈光性远视指眼轴长度大致正常，但因角膜或晶状体前面弯曲度减弱，特别是后者，以致造成屈光力降低。本病的中医辨证分型如下。

1. 阴精亏损

能远视不能近视，视物不能持久，久视则眼珠疼痛，头额作痛，目昏更甚。平素眼干涩困乏，头脑空疼，并伴有眩晕、耳鸣，腰膝酸软无力，舌红少苔，脉沉细而弱。

2. 肝胆湿热

看远物清楚，视近物模糊，兼见眩晕，耳聋，头目胀痛，不能久视，劳目久视则双目困乏酸痛更甚，或伴见恶心呕吐，烦躁易怒，口苦，白睛红赤，小便赤黄，舌红苔黄，脉弦滑而数。

3. 禀赋不足

眼位偏斜，视力减退，看远物近物皆昏蒙不清，尤以视近不清为甚，不耐久视，强行久视劳目则头目困痛，视一为二。常伴眩晕耳鸣，腰酸腿软，畏寒肢冷，脉细弱，舌淡白。

内服偏验方

明目地黄丸

【组成】枸杞 15g，熟地 12g，菊花 10g，怀山药 10g，山茱萸 10g，丹皮 10g，生地 10g，柴胡 6g，五味子 6g。

【制法用法】水煎服，每日 1 剂。

【功效主治】养肝滋肾，益精明目。主治远视属肝肾阴虚者。

地芝方

【组成】生地 20g，天冬 15g，菊花 15g，枸杞子 15g，玄参 12g，当归 10g，酒白芍 10g，车前子 10g，枳壳 6g。

【制法用法】水煎服，每日 1 剂。

【功效主治】滋补肝肾，益精明目。主治远视属先天禀赋不足，或肝肾俱亏者。

第五节 斜视

临床上把由于眼球位置或运动异常所引起的双眼视轴分离称为斜视，是较为常见的一类眼科疾病。斜视按患者是否有眼外肌功能障碍可分为共转性斜视和非共转性斜视两大类。共转性斜视又称共同性斜视，为各眼外肌功能正常，眼球向各个方向运动无障碍，但双眼视轴分离者。根据注视眼的性质可分为单侧性和双眼交替性；根据斜视发生的时间可分为间歇性、恒定性或周期性；按眼位的偏斜方向可分为内斜视、外斜视和垂直性斜视等。非共转性斜视又称麻痹性斜视，为神经传导或眼外肌本身功能障碍致一条或数条眼外肌麻痹而发生双眼视轴分离者，患眼由于眼肌麻痹必然伴有眼球向某一个或多个方向运动障碍。麻痹性斜视按麻痹神经或功能障碍眼外肌命名，如动眼神经麻痹、上斜肌麻痹等。本病的中医辨证分型如下。

1. 脾胃虚弱，脉络失畅

上睑无力展开，遮于整个角膜，上睑麻木驰缓，开张失去自主，为克服视物障碍，每有仰头视物的姿态，伴精神疲乏，食欲不振，舌质淡，苔薄白，脉缓细或弦细。

2. 风邪较重，脉络受阻

眼球仅能直视而不能转动，伴有头痛，颈项拘紧，舌苔薄白，脉浮数。

3. 肾阴不足，津血亏损

伴有高血压病，视物成双，头晕目眩，手足心热，盗汗，口燥咽干，尿短而赤，或多见于脑力劳力者突然发病，舌质红，少苔或无苔，脉细数或弦数有力。

4.肾阳不足，脉络失畅

多有久病不愈，视物成双，体乏无力，面色无华，畏寒肢冷，少气懒言，自汗腰酸，小便清长，或糖尿病患者，或老年人突然发病，胃纳尚可，便润，口不干，舌质淡，苔白，脉沉细。

内服偏验方

正容汤

【组成】防风 10g，白附子（炒）10g，秦艽 10g，白僵蚕 10g，木瓜 10g，松节 10g，制半夏 6g，羌活 6g，胆南星 6g，甘草 3g，生姜 3 片。

【制法用法】水煎服，每日 1 剂。

【功效主治】主治麻痹性斜视。

第六节　角膜炎

由于各种因素导致的角膜炎症反应通称为角膜炎。角膜炎发病时伴有明显的视力减退和较强的刺激症状，眼科检查可见角膜光泽消失、透明度减低、溃疡形成、睫状充血。

角膜炎按解剖层次可分为深层角膜炎和浅层角膜炎。深层角膜炎是指炎症病变局限于基质的深部、后弹力层附近者。浅层角膜炎的炎症病变则局限于上皮层、前弹力层及基质的浅部。

角膜炎按解剖部位可分为中央部角膜炎和周边部角膜炎。中央部角膜炎是指炎症病变位于角膜光学区（中央区 4mm）者，多见于病毒性角膜炎、匐行性角膜炎、铜绿假单胞菌性角膜溃疡。周边部角膜炎是指炎症病变位于角膜的边缘部者，多见于急性卡他性角膜炎、春季卡他性角膜炎、泡性角膜炎等。

内服偏验方

消毒饮

【组成】钩藤 30g，板蓝根 30g，大青叶 15g，黄芩 15g，赤芍 15g，蒲公英 15g，菊花 15g，柴胡 10g，夏枯草 10g，薄荷 10g，蝉蜕 10g，甘草 6g。

【制法用法】水煎服，每日 1 剂。

【功效主治】清热平肝，清肝明目。主治单纯疱疹性角膜炎。

羌活胜风汤

【组成】黄芩 10g，川芎 10g，独活 10g，柴胡 6g，羌活 6g，白芷 6g，桔梗 6g，薄荷 6g，前胡 6g，荆芥穗 6g，枳壳 6g，甘草 3g。

【制法用法】水煎服，每日 1 剂。

【功效主治】主治角膜基质炎。

银花解毒汤

【组成】金银花 15g，蒲公英 15g，天花粉 12g，蜜桑皮 10g，龙胆草 10g，黄芩 10g，枳壳 5g，蔓荆子 5g，大黄 5g，甘草 3g。

【制法用法】水煎服，每日 1 剂。

【功效主治】清肝明目，散结解毒。主治角膜实质炎。

第七节　结膜炎

结膜炎俗称红眼病，是眼科的常见病，但其发病率目前尚未确定。由于大部分结膜与外界直接接触，因此容易受到周围环境中感染性因素（如细菌、病毒及衣原体等）和非感染性因素（外伤、化学物质及物理因素等）的刺激，而且结膜的血管和淋巴组织丰富，自身及外界的抗原容易使其致敏。

临床上分为多种，包括体性结膜炎、春季性结膜炎、流行性角膜结膜炎、春季结膜炎、巨乳头性结膜炎、急性卡他性结膜炎、慢性卡他性结膜炎、流行性出血性结膜炎、小儿疱疹性角膜结膜炎、泡性角结膜炎、淋菌性结膜炎等。

本病属中医学白涩症范畴，又名干涩昏花症，部分病例还可归于赤丝虬脉症。其中医辨证分型如下。

1. 邪热留恋

常见于暴风客热或天行赤眼治疗不彻底，微感眼干涩疼痛，发痒，畏光流泪，少许眼眵，白睛遗留少许赤丝细脉，迟迟不退，睑内轻度红赤，舌质红，苔薄黄，脉数。

2. 肺阴不足

眼干涩不爽，瞬目频频，发痒，不耐久视，睑内红赤，白睛如常或稍有赤脉，黑睛可有细点星翳，反复难愈，伴干咳少痰，咽干便秘，舌红少津，脉细数。

3. 脾胃湿热

胞睑重坠，眼内干涩隐痛，发痒，眦部常有白色泡沫样眼眵，睑内红赤间夹粟样小泡，白睛稍有赤脉，病情迁延，伴口黏或口臭，大便不爽，溲赤而短，舌红，苔黄腻，脉濡数。

4.肝肾阴虚

眼内干涩不爽，双目频眨，羞明畏光，不耐久视，或有能近怯远、能远怯近、视物昏花等症，睑内红赤，白睛隐隐淡红，黑睛可有细点星翳，伴腰膝酸软，头晕耳鸣，夜寐多梦，口干少津，舌红少苔，脉细数。

内服偏验方

退热散

【组成】生地 15g，黄芩 10g，赤芍 10g，丹皮 10g，黄柏 10g，归尾 10g，黄连 6g，木通 6g，甘草 3g。

【制法用法】水煎服，每日 1 剂。

【功效主治】清热凉血，明目，燥湿解毒。主治慢性结膜炎。

桑菊祛风汤

【组成】金银花 15g，黄芩 9g，桑叶 9g，菊花 9g，防风 9g，归尾 9g，黄连 6g，蔓荆子 6g，白芷 6g，薄荷 6g。

【制法用法】水煎服，每日 1 剂。

【功效主治】清热明目，燥湿解毒。主治慢性结膜炎。

生地黄散

【组成】生地 9g，金银花 5g，紫花地丁 5g，赤芍 3g，全当归 3g，天花粉 3g，连翘 3g，川芎 1g，生甘草 1g。

【制法用法】水煎服，每日 1 剂。

【功效主治】清热凉血，明目。主治新生儿淋菌性结膜炎。

祛风清热除湿汤

【组成】生地 24g，黄芩 10g，羌活 10g，徐长卿 10g，苦参 10g，赤芍 10g，麻黄 6g，生甘草 6g。

【制法用法】水煎服，每日 1 剂。

【功效主治】主治春季卡他性结膜炎，证属脾胃湿热者。

葳蕤汤

【组成】葳蕤 12g，防风 9g，栀子 9g，秦皮 9g，菊花 9g，决明子 9g，黄连 6g，甘草 6g。

【制法用法】水煎服，每日 1 剂。

【功效主治】清热明目。主治过敏性结膜炎。

黄连天花粉汤

【组成】连翘 9g，天花粉 9g，白菊花 9g，山栀 9g，黄柏 6g，黄连 3g，黄芩 3g，川芎 3g，薄荷 3g。

【制法用法】水煎服，每日 1 剂。

【功效主治】清热解毒，消肿散结。主治药物（或化妆品）过敏性结膜炎。

菊花汤

【组成】菊花 20g，木贼 10g，白蒺藜 10g，羌活 10g，蝉蜕 10g，荆芥 10g，甘草 5g。

【制法用法】水煎服，每日 1 剂。

【功效主治】疏风清热，平肝明目，解毒消肿。主治药物过

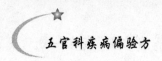

敏性结膜炎。

第八节 泪囊炎

泪囊炎指泪囊的感染性炎症，通常由鼻泪道阻塞引起。临床表现为泪囊区皮肤红肿、疼痛，眼充血、溢泪、溢脓等。压迫泪囊区，脓液可从眼睑边缘的泪道开口处反流出来，患者也可伴有发热。如果轻度感染或反复性感染持续较长时间，多数症状可消失，仅表现为局部轻度肿胀。有时感染使液体在泪囊中，皮下可形成一含水囊肿（黏液囊肿）。反复性感染可使泪囊表面皮肤增厚、充血，可形成脓肿和皮肤溃破，或形成瘘道。

急性泪囊炎是泪囊急性化脓性炎症，多由慢性泪囊炎的基础上发展而来。因感染较强毒性的细菌，或机体抵抗力降低时发病。常见的致病菌为链球菌、肺炎双球菌、金黄色葡萄球菌、铜绿假单胞菌等。泪囊区皮肤有红、肿、热、痛等，耳前、颌下淋巴结肿大，体温升高，有全身中毒症状。脓肿形成后有波动感，一旦破溃则形成皮肤瘘管。

本病中医称漏睛疮，多因风热外袭、热毒炽盛、正虚邪留所致。其中医辨证分型如下。

1. 风热外袭

患处红肿疼痛，初起泪热生眵，或见恶寒，舌红，苔薄黄，脉浮数。

2. 热毒炽盛

患处红肿高起，疼痛拒按，红肿可蔓延至面颊及胞睑，耳前或颌下脊核压痛，可伴有身热口渴，大便秘结，小便赤涩，舌质红，苔黄厚，脉数有力。

3. 正虚邪留

患处时微红微肿，微有压痛，但不溃破，或溃后漏口难敛，脓汁常流不绝，伴面色苍白，神疲食少，舌淡，苔薄，脉细弱。

内服偏验方

祛风散热饮

【组成】栀子 10g，连翘 10g，牛蒡子 10g，赤芍 10g，当归尾 10g，川芎 10g，羌活 6g，防风 6g，薄荷 6g，甘草 6g，大黄 5g。

【制法用法】水煎服，每日 1 剂。

【功效主治】清热，泻火，凉血，明目。主治急性泪囊炎。

白薇丸

【组成】白薇 12g，金银花 15g，蒲公英 15g，石榴皮 9g，防风 9g，白蒺藜 9g，羌活 9g，连翘 9g，白芷 9g，甘草 6g。

【制法用法】水煎服，每日 1 剂。

【功效主治】清热明目，解毒疗疮。主治慢性泪囊炎。

竹叶泻经汤

【组成】赤芍 15g，茯苓 15g，黄芩 15g，栀子 12g，泽泻 12g，淡竹叶 10g，黄连 10g，大黄（后下）10g，车前子 10g，升麻 9g。

【制法用法】水煎服，每日 1 剂。

【功效主治】清热凉血，活血祛瘀。主治慢性泪囊炎。

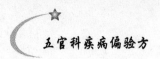

第九节　泪腺炎

急性泪腺炎是经血行传播，或局部病灶所致的泪腺急性化脓性感染。其病较为少见，多为单侧发病。起病急骤，表现为外上眼睑和眶缘红肿、疼痛，睑缘呈"S"形下垂，常致耳前淋巴结肿大、压痛，日久局部可形成脓肿，皮肤破溃。本病属中医胞肿如桃范畴，因风热毒邪所致。

慢性泪腺炎可因急性泪腺炎迁延而来，或因结核、梅毒、胶原性疾病、沙眼所致，其中结核引起者占多数。病程进展缓慢，多为双眼发病，其病表现为泪腺缓慢、无痛性肿大，可伴上睑下垂。中医认为本病多因恣食炙煿，脾胃失运，聚湿生痰，积滞于胞睑所致。

内服偏验方

金银花方

【组成】金银花 9g，连翘 9g，紫花地丁 9g，天花粉 9g，黄芩 3g，皂角刺 1.2g，黄连 0.9g。

【制法用法】水煎服，每日 1 剂。

【功效主治】清热解毒，消肿散结，明目。主治急性泪腺炎。

第十节　视神经炎

视神经炎包括视神经乳头炎、球后视神经炎和视盘血管炎等，最主要的症状是视力减退，常为双眼发病，并且发病急骤，数天内视力下降，甚至达到失明的程度。除视力急剧下降外，常伴有头痛和眼球后疼痛，转动眼球时，疼痛加重。眼底检查：视神经乳头边界模糊，色潮红、稍隆起。视神经乳头附近视网膜血管扩张，可有水肿伴渗出或小片出血。若炎症持续较久，在炎症消退后，视神经乳头可呈现不同程度的继发性萎缩。

本病属于中医学暴盲的范畴，多因肝郁气滞，肝火上炎目系，肝肾阴虚，或产后哺乳，气血亏虚所致。

内服偏验方

凉血清肝汤

【组成】生地 12g，石决明 10g，赤芍 10g，丹皮 10g，炒栀子10g，黄芩 10g，金银花 10g，连翘 10g，龙胆草 10g。

【制法用法】水煎服，每日 1 剂。

【功效主治】平肝清热，明目去翳。主治视神经炎。

菊花明目饮

【组成】菊花 18g，酒黄芩 10g，知母 9g，玄参 9g，赤芍 9g，丹皮 9g，柴胡 6g，青葙子 6g，龙胆草 3g，防风 3g。

【制法用法】水煎服，每日 1 剂。

【功效主治】疏风清热，平肝明目，解毒消肿。主治视神经炎。

明目消炎饮

【组成】生地 12g，金银花 12g，黄芩 10g，丹皮 10g，黑山栀10g，连翘 10g，夏枯草 10g，赤芍 10g，生石决 10g，甘草 6g。

【制法用法】水煎服，每日1剂。

【功效主治】主治球后视神经炎。

眼和全身疾病的关系

一些头面部的病变可能引致眼部的损害，而很多系统性疾病如系统性血管病、代谢性疾病、传染病、皮肤病等也可能存在眼部损害。因此眼部病变的检查，有助于早期诊断和治疗系统性疾病，以及了解系统性疾病的严重程度和判断预后。

参考书目

《疡科选粹》　　　　　　　　《卫生家宝方》

《寿世保元》　　　　　　　　辽宁中医杂志

《医方考》　　　　　　　　　中医杂志

《丹溪治法心要》　　　　　　黑龙江中医药

《脉因证治》　　　　　　　　浙江中医杂志

《简明医彀》　　　　　　　　福建中医药

《备急千金要方》　　　　　　广西中医药

《奇效良方》　　　　　　　　河北中医

《解围元薮》　　　　　　　　白求恩医科大学学报

《施丸端效方》　　　　　　　中国中西医结合杂志

《金匮翼》　　　　　　　　　中国中西医结合耳鼻喉科杂志

《证治准绳·类方》　　　　　陕西中医

《世医得效方》　　　　　　　江西中医药

《明医指掌》　　　　　　　　云南中医中药杂志

《古今医鉴》　　　　　　　　中国中医药信息杂志

《校注医醇賸义》　　　　　　上海中医药杂志

《医学妙谛》　　　　　　　　甘肃中医

《医学传灯》　　　　　　　　实用中医药杂志

《医门法律》　　　　　　　　中医研究

《医方集宜》　　　　　　　　中医函授通讯

《太平惠民和剂局方》　　　　上海医学

《太平圣惠方》　　　　　　　吉林中医药

《普济本事方》　　　　　　　中药材

《仁斋直指方论（附补遗）》　四川中医

《经验良方》　　　　　　　　湖南中医学院学报

《十便良方》　　　　　　　　甘肃中医学院学报

《御药院方》　　　　　　　　新疆中医药

《海上方》　　　　　　　　　中国乡村医生

贵阳中医学院学报	中医外治杂志
湖南中医药导报	中医药研究
云南中医学院学报	陕西中医函授
浙江中医学院学报	中医药学报